脳性麻痺のリハビリテーション実践ハンドブック

編集 梶浦 一郎・鈴木 恒彦

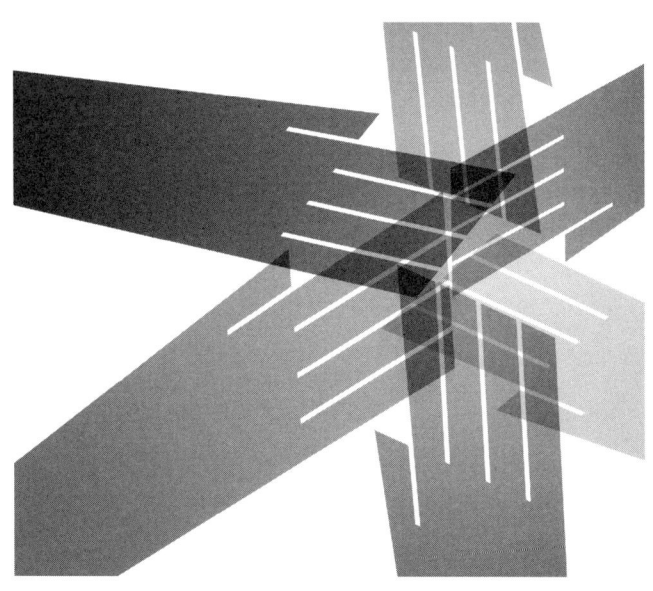

市村出版

【編著者】

| 梶浦　一郎 | かじうら　いちろう | 大阪発達総合療育センター　理事長 |
| 鈴木　恒彦 | すずき　つねひこ | 大阪発達総合療育センター　センター長 |

【著　者】（50音順）

飯島　禎貴	いいじま　よしたか	大阪発達総合療育センター　小児科　医長
柏木　淳子	かしわぎ　あつこ	大阪発達総合療育センター　小児科
北村　征治	きたむら　せいじ	大阪発達総合療育センター　麻酔科
絹川　美鈴	きぬかわ　みすず	大阪発達総合療育センター　地域医療連携部
黒澤　淳二	くろさわ　じゅんじ	大阪発達総合療育センター　リハビリテーション部
香月みよ子	かつき　みよこ	大阪発達総合療育センター　看護部
近藤　正子	こんどう　まさこ	大阪発達総合療育センター　地域医療連携部
杉浦　みき	すぎうら　みき	大阪発達総合療育センター　看護部
竹本　潔	たけもと　きよし	大阪発達総合療育センター　小児科　部長
辻　薫	つじ　かおる	大阪発達総合療育センター　リハビリテーション部
出口　奈和	でぐち　なお	大阪発達総合療育センター　リハビリテーション部
中澤　優子	なかざわ　まさこ	大阪発達総合療育センター　リハビリテーション部
中村由貴子	なかむら　ゆきこ	大阪発達総合療育センター　歯科　医長
西野　紀子	にしの　のりこ	大阪発達総合療育センター　リハビリテーション部
半田　早織	はんだ　さおり	大阪発達総合療育センター　リハビリテーション部
船戸　正久	ふなと　まさひさ	大阪発達総合療育センター　副センター長・南大阪小児リハビリテーション病院　院長
松井　吉裕	まつい　よしひろ	大阪発達総合療育センター　リハビリテーション部
松川　達也	まつかわ　たつや	大阪発達総合療育センター　リハビリテーション部
山本　典子	やまもと　のりこ	大阪発達総合療育センター　リハビリテーション部

発刊にあたって

　「リハビリテーション」の概念は医療，教育，職業，福祉すべてにわたり人権の回復というきわめて崇高な思想とリハビリテーション技術の総合を目指すものといわれています．

　脳性麻痺は出生直後から成人，高齢者までの全生涯にわたり，しかも多くの器官の障害（重い軽いはありますが，ほとんど全科にわたる）が合併しています．したがってこれを網羅してリハビリテーション医療の対象とするには，今の年齢別，臓器別の医療にとっては極めて困難なことです．特に最近は全人的観点が必要とされ，その上EBM（証拠に基づく医療）が強調されるに関わらず，疼痛や痙縮に対する治療を除けば，具体的リハビリテーション医療技術は示されていません．この結果，脳性麻痺の「リハビリテーション」といえば，非常に困難な活動と思われ，敬遠されがちです．しかし，現実には多数の脳性麻痺児・者が生活し，現在の医療技術では治癒できないにしても，障害を悪化させない治療を行って，QOLを改善することのできる具体的な手段は準備されています．

　そこで，今ある医療技術を用いた具体的な援助活動をすべての関連分野に理解できるよう，図・写真を多用したハンドブックを作ることを目指しました．この本の特徴は具体的な手段を示すのに徹し，理論，成績は述べていません．重症児が増加しているので，特に最近必要とされている呼吸・摂食嚥下・側弯・障害児歯科・麻酔・在宅支援体制などの記述を多くしました．本書を参考にして，若いリハビリテーション医師が多くの分野にも目配りをして，療育活動を統合していって欲しいと思います．また場合によっては，その一部の分野を深く追求して，新しいリハビリテーション技術を創造することも楽しいことです．既存の各科専門医が，リハマインドを持って主治医となり，療育活動を推進して行くことも考えられます．一方，コメディカルの人達には他の職種の活動を理解する情報にもなると思います．このようにして，脳性麻痺のリハビリテーション活動に多くの専門職が携わるようになることを切に希望します．

　2014年　2月

編集者代表　梶浦　一郎

脳性麻痺のリハビリテーション　実践ハンドブック

■推薦文■

昭和大学医学部リハビリテーション医学講座　水間正澄

　脳性麻痺のリハビリテーションにおいて遭遇する多様な問題に対応する具体的な方法を教えてくれる本です．筆者の長年にわたる豊富な経験をもとに周産期から始まり生涯にわたり必要とされる援助活動の手段が網羅され，わかりやすく説明されています．多くの図表や写真は日常経験することの多い内容であり，細かな注意点なども加えられており実践的で参考になります．小児領域の障害は整形外科学やリハビリテーション医学においても重要な領域のひとつであり，その代表的な疾患である脳性麻痺診療のポイントがコンパクトにまとめられた本書は整形外科学やリハビリテーション医学の研修における知識の整理にも役立ちます．

　周産期，新生児期医療の進歩に伴い，重症児の生命予後が改善され増加しているといわれています．一方では，高齢となった脳性麻痺の方々が地域・在宅で生活される時代となり，さまざまな場面で脳性麻痺診療のニーズが高まっております．脳性麻痺の診療頻度にかかわらず，整形外科医やリハビリテーション科医をはじめとして障害にかかわるすべての医師が常に診療の傍らに置き活用していただくことをお薦めします．

脳性麻痺のリハビリテーション　実践ハンドブック
目　次

発刊にあたって …………………………………………………………………… i
推薦文 ……………………………………………………＜水間　正澄＞ … ii
はじめに …………………………………………………………………………… viii

1章　周産期医療の進歩と脳性麻痺の発生について ……＜船戸　正久＞ … 1
1. 周産期医療の進歩 ……………………………………………………… 1
2. 世界で一番小さな赤ちゃん …………………………………………… 1
3. 著明な進歩に伴う倫理的問題点 ……………………………………… 1
4. 脳性麻痺（CP）の三大原因 …………………………………………… 1
5. 脳性麻痺（CP）の発生率の変化 ……………………………………… 2
6. その他の原因 …………………………………………………………… 2
7. 周産期障害と後遺症 …………………………………………………… 2

2章　早期診断とリハビリテーション処方 ……………＜鈴木　恒彦＞ … 4
1. 何を診断するのか ……………………………………………………… 4
2. 妊娠，周産期の既往 …………………………………………………… 4
3. 療育支援準備 …………………………………………………………… 5
4. リハビリテーション処方 ……………………………………………… 5
　　1）ADL 介助の方法 …………………………………………………… 5
　　2）姿勢コントロール ………………………………………………… 5
　　3）目標 ………………………………………………………………… 5
　　4）養育・介護者による個別的育児環境 …………………………… 6
　　5）医療的注意点 ……………………………………………………… 6
5. 早期診断の進め方 ……………………………………………………… 6

3章　リハビリテーション科 ………………………………………………… 11
[1] 診　察 ……………………………………………＜梶浦　一郎＞ … 11
1. 診察室の構造 …………………………………………………………… 11
2. 標準的診察の手順 ……………………………………………………… 11
　　1）問診 ………………………………………………………………… 11
　　2）背臥位 ……………………………………………………………… 11
　　3）腹臥位 ……………………………………………………………… 11
　　4）座位 ………………………………………………………………… 11
　　5）立位 ………………………………………………………………… 13
[2] リハビリテーション手段 …………………………………………… 15
1. ボトックス治療 ………………………………………………………… 15
2. 補装具 …………………………………………………………………… 16

3．側弯変形の保存治療 ………………………………………………………………… 16
　　4．コメディカル活動：理学療法（PT） ……………………………………………… 25
　　　（1）乳幼児のリハビリテーション ………………………… ＜黒澤　淳二＞ … 25
　　　　　［0歳の四肢麻痺のお子さんのリハビリテーション場面の紹介］……………… 26
　　　（2）学童期のリハビリテーション ………………………… ＜西野　紀子＞ … 29
　　　　　［6歳の痙直型両麻痺の学童児の理学療法場面の紹介］………………………… 29
　　　（3）側弯に対するリハビリテーション …………………… ＜松井　吉裕＞ … 32
　　　　　［痙直型四肢麻痺の44歳男性，GMFCSレベルⅤの
　　　　　　側弯変形に対する理学療法］……………………………………………………… 32
　　5．コメディカル活動：作業療法（OT） ………………………… ＜辻　　薫＞ … 35
　　　　　［小学校1年生の痙直型両麻痺のお子さんへの作業療法］……………………… 35
　　6．コメディカル活動：言語療法（ST）
　　　　　　　………………… ＜中澤　優子・山本　典子・松川　達也・半田　早織＞ … 38
　　　（1）口から飲めない食べられない子どもに対するST支援 ………………………… 38
　　　　　1）口から飲み食べての発達 ……………………………………………………… 38
　　　　　2）ST支援の実際 …………………………………………………………………… 38
　　　（2）痙直型脳性麻痺児に対するST支援 ……………………………………………… 38
　　　　　1）摂食・嚥下 ……………………………………………………………………… 38
　　　　　2）発声・発語 ……………………………………………………………………… 40
　　　（3）アテトーゼ型脳性麻痺児 …………………………………………………………… 40
　　　　　1）摂食・嚥下 ……………………………………………………………………… 40
　　　　　2）発声・発語 ……………………………………………………………………… 41
　　7．コメディカル活動：訪問リハビリテーション ………… ＜出口　奈和＞ … 42
　　　　　［症例：ダウン症と脳性麻痺のある10歳男児（Aくん）］…………………… 42

4章　小児科 ……………………………………………………………………………… 47
　　［1］脳性麻痺児の呼吸障害 ………………………………………… ＜竹本　潔＞ … 47
　　1．なぜ"ゼーゼー"するのか ………………………………………………………… 47
　　　（1）A：睡眠時の息を吸うときの"ゼーゼー" …………………………………… 47
　　　　　1）舌根沈下の対応 ………………………………………………………………… 49
　　　（2）B：覚醒時の息を吸うときの"ゼーゼー" …………………………………… 50
　　　　　1）舌根後退の対応 ………………………………………………………………… 50
　　　（3）C・D：息を吐くときの"ゼーゼー" ………………………………………… 50
　　　　　1）対応 ……………………………………………………………………………… 51
　　2．なぜ"ゼロゼロ・ゴロゴロ"するのか ………………………………………… 51
　　　（1）A：咳の力の低下 …………………………………………………………………… 51
　　　　　1）対応：機器を使用した排痰補助 ……………………………………………… 52
　　　（2）B：嚥下障害 ………………………………………………………………………… 53
　　　　　1）対応 ……………………………………………………………………………… 54
　　3．拘束性換気障害による肺胞低換気 …………………………………………………… 54

　　　　1）対応 …………………………………………………………………………… 55
　4．気管切開について ……………………………………………………………………… 56
　　　（1）気管切開患者さんの不便 …………………………………………………… 57
　　　　1）声が出ない …………………………………………………………………… 57
　　　　2）においがわからない ………………………………………………………… 57
　　　　3）いきんだり，きばったりできない ………………………………………… 57
　5．人工呼吸器 ………………………………………………………………………………… 58
［2］脳性麻痺児の成長と栄養 ………………………………………＜柏木　淳子＞… 58
　1．摂食嚥下障害への対応 ………………………………………………………………… 59
　　　（1）誤嚥により何が起こるのか ………………………………………………… 60
　　　（2）嚥下障害の評価 ………………………………………………………………… 60
　　　　1）きき取り事項 ………………………………………………………………… 60
　　　　2）一般所見・経口摂取の観察 ………………………………………………… 60
　　　　3）画像検査 ……………………………………………………………………… 60
　　　（3）嚥下障害の対策 ………………………………………………………………… 61
　　　（4）経管栄養のいろいろ ………………………………………………………… 62
［3］てんかん ……………………………………………………＜飯島　禎貴＞… 62
　　　（1）てんかん波 ……………………………………………………………………… 63
　　　（2）けいれん ………………………………………………………………………… 63
　　　（3）けいれんの起こりやすいタイミング ……………………………………… 63
　　　（4）けいれんの種類 ………………………………………………………………… 63
　　　（5）てんかんの治療 ………………………………………………………………… 64
　　　（6）けいれんに対してできること ……………………………………………… 64
　　　　1）事故・ケガの予防 …………………………………………………………… 65
　　　　2）発作の記録 …………………………………………………………………… 65
　　　（7）けいれんではない「けいれん」 …………………………………………… 65
　　　　1）不随意運動 …………………………………………………………………… 65
　　　　2）感情表現 ……………………………………………………………………… 65
　　　　3）偽発作 ………………………………………………………………………… 65
［4］画像診断 ……………………………………………………＜飯島　禎貴＞… 66
　1．検査の限界 ………………………………………………………………………………… 66

5章　整形外科 ………………………………………………＜梶浦　一郎＞… 67

　1．整形外科的評価 ………………………………………………………………………… 67
　2．補装具 ……………………………………………………………………………………… 67
　　　（1）短下肢装具（short leg brace） ………………………………………… 67
　　　（2）股関節外転装具 ………………………………………………………………… 67
　3．手術 ………………………………………………………………………………………… 67
　　　（1）股関節 …………………………………………………………………………… 69
　　　（2）膝関節 …………………………………………………………………………… 71

(3) 足関節 ··· 71
　4. 過剰筋緊張亢進に対する手段 ·· 71

6章　歯科：脳性麻痺に対する歯科診療　　　　　　　　＜中村由貴子＞ … 72
　1. 口腔形態の特徴 ·· 72
　2. 歯科疾患の特徴・特有の問題 ·· 72
　　(1) う蝕について ··· 74
　　　1) 経口摂取の場合 ··· 74
　　　2) 非経口摂取の場合 ··· 74
　　(2) 歯肉炎・歯周病について ·· 75
　　(3) 歯の摩耗・損傷と修復物の脱離 ··· 75
　　(4) 口腔粘膜・舌などの咬傷について ·· 76
　　(5) 抗けいれん薬の副作用による歯肉の増殖・肥厚 ··· 76
　3. 口腔ケアについて ··· 77
　　(1) 歯磨きの難しさ ··· 78
　　　1) 効率よく歯垢を除去するには ··· 78
　　　2) 嚥下機能不全のため，誤嚥のリスクが高い場合 ·· 78
　　　3) 非経口摂取で口の動きが少ない，あるいはほぼない場合 ······························· 80
　4. 歯科診療上の留意点について ·· 80
　5. 大切にしていること ·· 84

7章　麻酔科　　　　　　　　　　　　　　　　　　　　　＜北村　征治＞ … 86
　1. 麻酔科が注意するポイント ··· 86
　2. 麻酔薬に対する反応の特徴 ··· 86
　3. 術前準備と麻酔前投薬 ··· 86
　4. 全身麻酔管理 ··· 88
　5. 術後疼痛管理 ··· 91

8章　リハビリテーション看護の実際　　　　＜杉浦　みき・香月みよ子＞ … 93
　1. 心身障害児・者看護 ·· 93
　2. 栄養摂取方法 ··· 93
　　(1) 経口摂取：看護師が行う誤嚥予防のための食事介助のポイント ······················· 93
　　　1) ポジショニング（姿勢のコントロール） ·· 93
　　　2) 嚥下の確認 ··· 93
　　　3) 食事の取り方の工夫 ·· 95
　　　4) 緊張への対応 ··· 95
　　　5) 自助具の提供 ··· 95
　　(2) 注入食 ·· 95
　　　1) 経管栄養の注意点 ··· 95
　　　2) 栄養チューブの挿入時から挿入後のポイント ··· 96

　　　　3）栄養チューブの固定ポイント ………………………………………… 96
　　　(3) 胃ろう ………………………………………………………………… 97
　3. 中心静脈栄養 …………………………………………………………………… 98
　　　(1) 観察ポイント ………………………………………………………… 99
　4. 排泄 ……………………………………………………………………………… 99
　5. 更衣 ……………………………………………………………………………… 99
　6. 睡眠 ……………………………………………………………………………… 100
　7. 吸引 ……………………………………………………………………………… 100
　　　(1) 鼻腔・口腔吸引で気をつけるポイント …………………………… 100
　　　(2) 気管内吸引で気をつけるポイント ………………………………… 101
　8. 呼吸器 …………………………………………………………………………… 101
　　　(1) 観察ポイント ………………………………………………………… 101
　　　(2) 看護ポイント ………………………………………………………… 101
　9. 気管切開 ………………………………………………………………………… 102
　　　(1) 観察のポイント ……………………………………………………… 103
　　　(2) 介助時に気をつけるポイント ……………………………………… 103
　10. 人工肛門 ………………………………………………………………………… 104
　　　(1) 観察ポイント ………………………………………………………… 104
　11. 膀胱・尿道留置カテーテル …………………………………………………… 104
　　　(1) 観察ポイント ………………………………………………………… 104
　12. 褥そう …………………………………………………………………………… 105
　13. てんかんの看護 ………………………………………………………………… 105
　　　(1) 発作の具体的対処のポイント ……………………………………… 105

9章　在宅支援活動　　　　　　＜船戸　正久・近藤　正子・絹川　美鈴＞ … 107
　1. NICU という家から帰れない子どもたち ……………………………………… 107
　2. NMCS 長期入院児の減少 ………………………………………………………… 107
　3. 重症心身障害児者の現状 ………………………………………………………… 107
　4. 地域での在宅生活支援の3本柱 ………………………………………………… 108
　5. NICU 等の後方支援 ……………………………………………………………… 109
　6. 大阪発達総合療育センターでの在宅生活支援 ………………………………… 109
　7. ショートステイ（短期入所）について ………………………………………… 110
　8. 訪問看護・訪問リハ ……………………………………………………………… 111
　9. 訪問診療・往診 …………………………………………………………………… 112

用語一覧 ……………………………………………………………………………… 114
編集後記 ………………………………………………………………………………… 115
索引 ……………………………………………………………………………………… 116

はじめに

　脳性麻痺のリハビリテーションは周産期から始まり，乳幼児期の早期リハビリテーション準備期を経て，障害の確立した時からリハビリテーション科が本格関与していきます．脳性麻痺が非常に多岐にわたる障害を含んでいるので，関連科（とくに小児科，整形外科，MSWなど）の関与が必要です．セラピスト（PT・OT・ST）に必要に応じて詳細な評価と指示を出して，以下各科と協力しながら総合的なリハビリテーションを継続していきます（図1）．

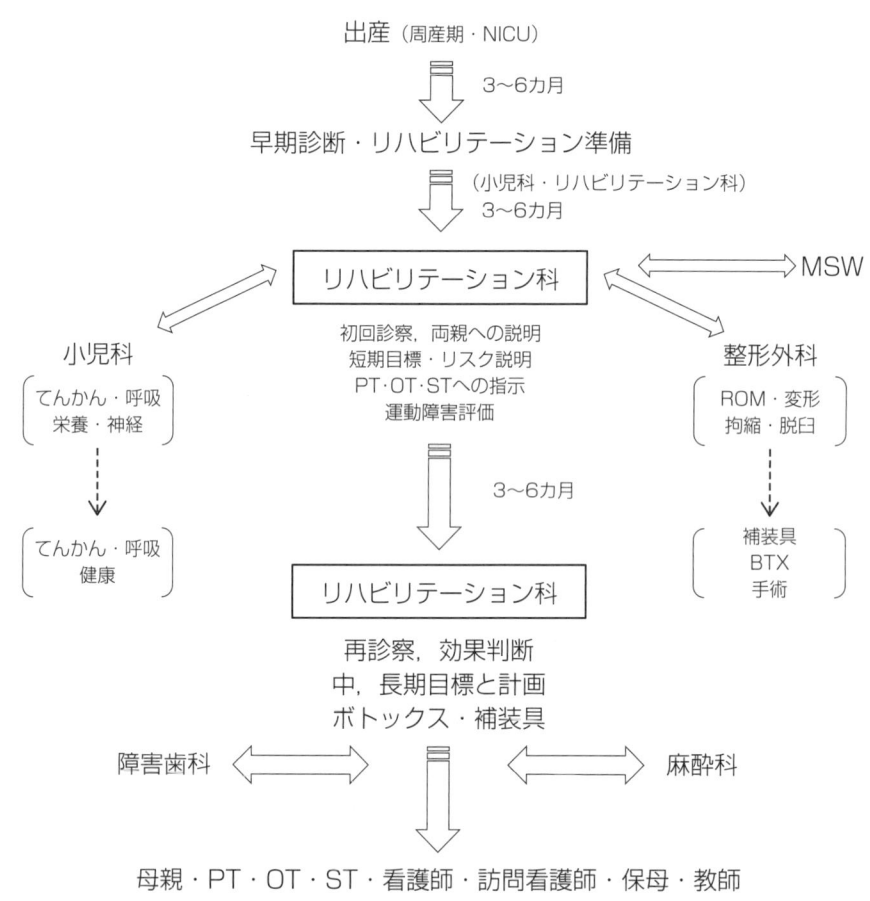

図1　脳性麻痺リハビリテーションの流れ

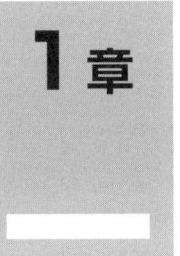

周産期医療の進歩と脳性麻痺の発生について

1. 周産期医療の進歩

　　周産期医療の進歩はすさまじく，日本は世界で周産期医療死亡率が一番低い国に数えられています．こうした進歩は，①早産児に対する保育器開発による体温管理の発展に始まり，②経管栄養による栄養管理，③交換輸血・光線療法による黄疸管理，そして④サーファクタント・新生児用人工呼吸器による呼吸管理や，⑤ECMO（人工心肺）による循環管理などの進歩がもっとも大きな貢献をしています．

2. 世界で一番小さな赤ちゃん

　　現在世界で一番小さな超低出生体重児の生存例は，2004年に米国イリノイ州（シカゴ）ロヨラ大学病院で生まれた双子の姉妹，出生体重243g，在胎26週のルマイサちゃんです（朝日新聞2004年）．一方日本では，慶応大学病院で生まれた出生体重265g，在胎25週の児が2007年に生存退院しています（朝日新聞2007年）．

3. 著明な進歩に伴う倫理的問題点

　　今まで超低出生体重児の成育限界は，出生体重500g，在胎23週といわれていました．しかし著しい周産期医療の進歩により，従来生存不可能であった上記のようにさらに小さな超低出生体重児の生存可能となりました．同時に遷延性脳死を含む超重症児も人工呼吸器による人工的な延命が可能となり，NICUの長期入院児が大きな問題となっています．これはまさに，現在NICUの医療現場において眼前で起こっている問題です．自分の愛する子であればどのようにしたいか，「何が何でも助けたいと思うのか」それとも「過剰な医療をやめてあげたい」と思うのかなどの臨床倫理の問題が直接NICUの現場で問われています．

4. 脳性麻痺（CP）の三大原因

　　従来，脳性麻痺（Cerebral palsy: CP）の三大原因として，①黄疸，②仮死，③未熟児がいわれていました[1]．その後画像診断（CT，MRI）などの進歩により今では脳性麻痺の病態が明確にわかるようになりました．黄疸の病態は，①核黄疸・ビリル

表1-1 おもな新生児要因と脳性麻痺の臨床的病型

新生児要因	おもな臨床病型
黄疸（核黄疸，ビリルビン脳症）	アテトーゼ麻痺（athetosis）
重症仮死（HIE）	痙性四肢麻痺（spastic tetraplegia） 痙性片麻痺（spastic hemiplegia） アテトーゼ麻痺（athetosis）
低出生体重児（PVL, IVH）	痙性両麻痺（spastic diplegia） まれに痙性対麻痺（spastic paraplegia）

ビン脳症，仮死の病態は，②低酸素性虚血性脳症（hypoxic ischemic encephalopathy: HIE）といわれ，未熟児の場合は，③脳室内出血（intraventricular hemorrhage: IVH）・脳室周囲白質軟化症（periventricular leukomalacia: PVL）の病態であることがわかりました．表1-1にそれぞれ病態の臨床的CP病型を示します．

5．脳性麻痺（CP）の発生率の変化

CPの発生率は，現在，沖縄県での詳細な分析を基に出生1000に対して2程度といわれています．日本でも1960年代には出生1000に対して2-3，1970年代には1.2-1.8まで減少しましたが，1980年代には周産期医療の進歩に伴い早産児の生存率が上昇し，それに伴い発生率も上昇に転じました．とくに早産児のPVLによる両麻痺（diplegia）などの病型が注目されています．最近さらに早産児低ビリルビン核黄疸によるアテトーゼ型麻痺が増加傾向にあり，要注意です．

6．その他の原因

その他の原因として，出生前・周産期・新生児期の先天奇形・染色体異常・遺伝子異常・先天性感染症・代謝性疾患・髄膜炎・脳炎・脳症・脳内出血などによる発達期の運動障害も含まれます．

7．周産期障害と後遺症

上記のような周産期にかかわる原因で脳に障害を受けた場合，おもに次のような8つの後遺症をもちます．すなわち①脳性麻痺（CP），②知的障害（mental retardation: MR），③てんかん（epilepsy: Epi），④広汎性発達障害（pervasive developmental disorder: PDD）（自閉症スペクトラム・アスペルガー症候群などを含む），⑤注意欠陥多動障害（attention deficit hyperactive disorder: ADHD），⑥学習障害（learning disabilities: LD），⑦発達性協調運動障害（不器用など），⑧視覚・聴覚障害などです．こうした後遺症に対してリハビリテーションを含め適切な支援戦略が必要となります．

[船戸　正久]

［文　　献］
1) 船戸正久ほか：後障害が予想される児の周産期医療支援．周産期医学，31: 826-830, 2001.
2) 平田正吾ほか：脳性まひの疫学についての研究動向：近年のHagbergの調査についての文献．千葉大学教育学部研究紀要，61: 39-43, 2013.

2章 早期診断とリハビリテーション処方

1. 何を診断するのか

　脳性麻痺（以下CP）の名称が死語にならない理由は，CPが持つ多彩な障害や病因，多面的病態像にもかかわらず，それに対応する療育（リハビリテーション）方法は包括的であり，養育環境の調整のためのグローバルな介入が育児の中で必要とされ，CP療育としての概念が統一されているからだと思います．とくに脳を含む中枢神経系の発達が旺盛な乳児期の療育環境を考えた時に，早期からの療育支援は重要であり，そのための早期診断が必要なことは，ゆるぎない鉄則だからです．しかし早期にCPを診断することは，重症の場合を除いて難しく，われわれが目指すのはCPではなく「早期に療育支援を必要とする赤ちゃん（以下該当児）」の診断です．どんな赤ちゃんが療育を必要とするのかを考えた時，正常発達の本質を踏まえることが重要となります．正常発達では，生物進化に基づく遺伝情報にしたがって，地上の引力に抵抗できる抗重力の機能や，分節的な四肢の運動が発達し，養育環境に応じた視覚・聴覚・体性感覚等の感覚統合による身体像の認知形成によって生活適応が進むと，発達神経学では考えられています．しかしこれらの発達過程のどこかに障害が生じると，ミクロからマクロまでさまざまな適応障害が発現し，想定される多様な姿勢・運動パターンではなく，定型的姿勢や運動，筋緊張に固定された変化の乏しい赤ちゃんとなります．このような状態の赤ちゃんを早く見つけ出すことが早期発見・診断です．

2. 妊娠，周産期の既往

　脳障害による発達障害を来す多くの例で，妊娠，周産期の既往歴の中に危険因子と呼ばれる要因を持つ場合が無視できません．このために以下の危険因子の有無をチェックし，発達過程と特異症状[注1]の有無に注目する必要があります．
①NICU搬送既往[注2]
②多胎
③新生児仮死
④骨盤位分娩（2,000g以下の未熟児）
⑤異常黄疸（血清ビリルビン値15〜20mg/dL以上）
⑥呼吸困難（とくに無呼吸発作）
⑦けいれん

⑧哺乳力不足
⑨モロー反射の欠如
 注1）過度な低緊張，びくびくしやすい（irritability），夜泣きなどの不安定な睡眠，ミルクの飲みが悪い，嘔吐しやすい，頻繁な発熱（38℃以上）等．
 注2）早産，未熟児の場合は，必要があればNICUに搬送されて管理されるため，チェック項目から除いてあります．

3．療育支援準備

　姿勢・運動の適応性を増す正常発達パターンでは，成書ですでに強調されているように，姿勢環境を変えた時の視聴覚の反応が迅速で，多様な四肢の分節的運動がみられ，週間隔の診察場面で想定される姿勢・運動の発達が確認できます．これに対し，視聴覚の反応が遅いか欠如する場合や，四肢の運動に筋緊張を伴い，週間隔の発達チェックでも発達が確認できない場合，療育支援該当児となります．この場合，家庭の養育環境に合わせた療育準備期間を設け，脳の画像診断を含む小児神経学的検査と整形外科的精査を行いながら療育（リハビリ）の処方を行います．

4．リハビリテーション処方

　成人の障害と異なって，姿勢コントロールの発達の未熟性に由来する機能障害のため，小児では理学療法（PT），作業療法（OT），言語聴覚療法（ST）の境界を設定しにくい状態です．さらに該当児に対する直接的セラピー効果よりも，主体的に育児にかかわる養育者によるハンドリング（扱い方）の影響が大きい場合が想定されます．また，養育者・介護者にとって効率的なハンドリングが，必ずしも該当児の発達支援に直結しているともいえません．このような小児特有の問題から，処方の際には個々の児の個別的問題解決のための指示と，家庭や保育所でのハンドリングや自助具の使用を含めた包括的指示の二面性を踏まえたリハビリ処方が必要となります．少なくとも以下の点に絞ったリハビリ処方が行われる必要があります．

1）ADL介助の方法
　介助者にとって簡便な効率的介助方法を目指すハンドリングを確立するのではなく，該当児の今日的発達の問題を解決し明日の能力につながる促通的介助方法を展開するための工夫を指示します．

2）姿勢コントロール
　発達指標に従った順序を追いかけた発達の指示ではなく，未発達の姿勢コントロールによって損なわれている運動・姿勢の構成を支援するハンドリングや補装具の使用，環境設定（遊び等）を指示します．

3）目標
　セラピーによる即時効果を踏まえて想定される短期目標を設定し，乳児期には1カ月ごと，幼児期には3カ月ごとに設定した療育効果を評価します．個別的育児環境に合わせた6カ月後，1年後の長期目標の設定は，姿勢コントロールの発達とADLの自

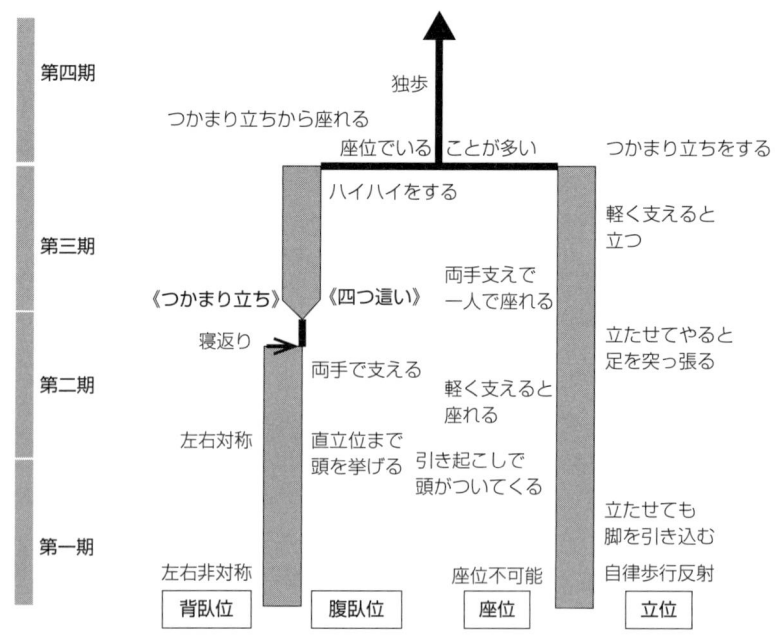

図2-1-1　運動発達表
（JH de Haas著，高橋孝文監訳：乳児の発達：写真で見る0歳児．医歯薬出版，1977）

立度を踏まえた実現性のあるものにします．

4）養育・介護者による個別的育児環境

該当児にとって不利な部分を補う適切な環境設定に向けて，ケースワーカーによる情報提供と支援策を指示します．

5）医療的注意点

呼吸・循環の合併症の有無，骨関節の奇形や異常の有無，けいれん発作の有無，アレルギーの有無等に伴う，予想される注意点を具体的に指示します．

小児のリハビリにおいては，セラピー中の家族の見守りや子ども自身の興味，育児環境による治療受け入れや，心身安定の程度がその時々によって異なるために，実践的セラピーの詳細は，その場におけるセラピストの評価・判断の専門性に委ねられます．したがって，セラピー内容の細かい指示は机上論にすぎず意味がありません．しかし療育の最終責任は主治医にあるため，常に療育目標をセラピストと共有する必要があり，どのように達成できたか否か，未達成の場合の理由と対策について，チームカンファレンス等を通して共に検討できることが大切です．

5．早期診断の進め方

自然な正常発達パターンを示すために，JH de Haas[2]による運動発達表と目の動きと手の動作の関係を図2-1-1,2に示します．発達を4段階に分けて機能肢位（背臥位，腹臥位，座位，立位）の関連と連続性，正常発達の特徴が示されており，正常発達の

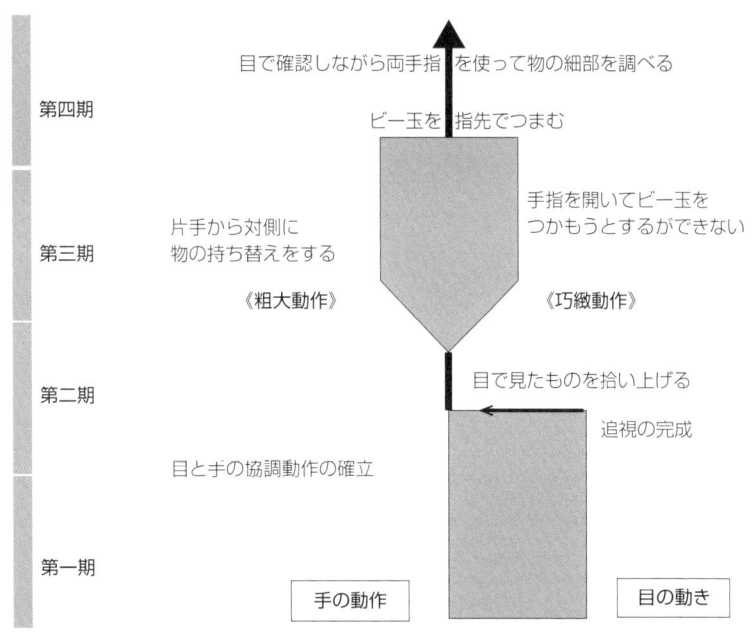

図2-1-2 目の動きと手の動作の発達
(JH de Haas著,高橋孝文監訳:乳児の発達:写真で見る0歳児.医歯薬出版,1977)

特徴を踏まえた診察の中で,遅れや逸脱を注意深く見つけてゆきます.運動発達指標とは,頸定～立位に至る抗重力筋活動等が互いに絡み合ったある月齢の特徴的姿勢や運動のエポックであり,その遅れだけで該当児とはいえません.該当児の診断にあたっては,機能肢位間の発達の不均衡と逸脱症状の更なる詳細を調べる必要があります.理解しやすくするために,運動発達のチェック表（表2-1,写真2-1～7）に述べる各月齢ごとの機能肢位における正常発達徴候は,新生児から独歩に至る期間を12カ月と想定しています.各月齢までに示した正常発達徴候が見られない場合や,逸脱症状が1週以上続く時には,該当児として療育支援を開始します.さらに1週後の想定される発達機能が確認できない時には,疾病診断のための精査も並行して始める必要があります.該当児として療育支援が始められる月齢は満7カ月ごろまでが大部分のため,運動発達チェック表の機能肢位の徴候は満6カ月までにしてあります.

　非常に軽度の発達障害やCPの場合を除き,満8カ月以降に該当児の早期診断がなされることは少ないです.しかしfloppy infantと総称される疾病診断不明の全身の筋緊張が低い赤ちゃんや,将来の広汎性発達障害が危惧される赤ちゃん,生後の急性脳症やけいれん発作重積後の運動発達障害の赤ちゃん等が,この時期以降に「療育支援を必要とする赤ちゃん」として紹介されることがあります.この場合は,疾病診断に基づく小児科治療と並行した療育支援となることが通例で,必要の都度かかりつけ医療機関への入院や通院が必須となります.したがって家庭療育との調整が必須となり,地域の保健センターや福祉センターとの連携した支援方法を探る必要が出てきます.

[鈴木　恒彦]

表2-1 正常発達のチェック表

	機能肢位			
	背臥位	腹臥位	座位	立位
満2カ月まで	(写真2-1) ・追視（左右の端から正中線まで）と，凝視（20cm程度離れて検者と目線が合う）が可能． ・一側から対側へ頭部の向きを変える． ・数秒以内で正中位に頭部を保持する． ・耳のそばで手を叩いた音に瞬目反射が生じ，その後に音源方向を探索する目の動きがある． ・手の掌側面を顔面に向けた母指と示指の指しゃぶり． ・下肢のキック運動は外転方向に優位に行われ，左右交互の屈曲が多い．	(写真2-1) ・肩の下に上肢が引き込まれた時に，頭部の瞬時の持ち上げがみられ，この時に頸部〜胸部の傍脊柱筋の筋収縮（伸展）が見られる． ・下肢のキック運動は外転方向優位であり，股関節の伸展運動の頻度が増してくる．	・両肩を持って背臥位からゆっくりと引き起こし45度以上起こしても，頸部筋が働かず，頭部を引き起こすのが困難である． ・頭部を後方から支えた同様の座位では，頭部が後方にわずかでも落ちるとモロー反射が見られる． ・体幹の両側を支えた垂直〜前傾位の座位では，脊柱の円背を伴って頭部の正中位保持が見られ，常時上肢の引き込み運動が強い．	・体幹を支えた介助立位にて床面に足底部を着けられるが，体重負荷をしても持続的踏ん張りがなく引き込み運動が見られる（astasia stage）． ・両上肢の引き込み運動は座位以上に強い．
	1カ月以降の発達では，視覚・聴覚による探索活動と上下肢を体幹から放す分節的運動による自らの身体アライメントの認知活動が見られる．			
満3カ月まで	・追視が正中線を越えて対側へ可能となり，頸部の左右への回旋運動が見られるが，多くの場合反り返り様の運動を伴う． ・上肢の屈曲外転方向への運動がみられ，初めて両手を胸の上で合わせられる． ・両下肢のキック運動から垂直位挙上に持ちあげる運動が可能となるが，骨盤は持ち上げられない．	・左右対称にて肘屈曲支持にて頭部挙上（puppy position）の頻度が増し，広範囲に追視しようとさらに頭部を挙上し，追視にしたがって頭部を左右に傾けた時，姿勢を崩す． ・頭部挙上に伴う頸部〜胸椎の傍脊柱筋の筋収縮（伸展）は，胸椎〜腰椎部に至る．下肢のキック運動はさらに外転方向が増してくる．	・両肩〜上肢を支えたゆっくりとした引き起こしで，目を合わせて頭部を協力的に起こして座位になる（定頸の開始）．しかし60度引き起こすまでの間にほかの刺激によって妨げられることも多い． ・体幹の介助座位によって，脊柱の円背を伴うも体幹の安定が保たれ，10秒以上頭部が中間位に保持できる． ・両上肢の引き込みが減り，外転方向へ運動が増す．	・体幹を支えた介助立位にて床面に足底部を着けて体重負荷すると，左右交互の踏ん張りがみられ，時に持続的負荷も可能となるが，両下肢を同時に踏ん張ることは少ない． ・両上肢の引き込み運動が依然として見られる．
	左右の対称性が増してきて，頭部の抗重力方向のための頸部の筋活動が目立ってくる．			
満4カ月まで	・追視が広範に可能となり，反り返りを伴った頸部の回旋運動によって体幹も回旋し，時に寝返り運動で腹臥位になる． ・上肢の屈曲外転方向への運動はさらに増して，見える物に手を伸ばしてつかもうとする（目と手の協調運動）． ・左右対称にて骨盤を持ち上げて両下肢を腹部まで屈曲挙上し，自分の手で大腿〜膝部を触れる．	(写真2-2) ・肩の屈曲外転方向の運動は，左右対称的に前腕回内支持を伴った両肘関節の伸展方向への運動と同期して頭部を挙上し，頭部を垂直位に保持できる． ・姿勢を保ちながら，広範な周囲への視覚探索にしたがった頸部の運動が可能となる． ・傍脊柱筋の筋収縮（伸展）は腰椎前弯を形成して骨盤に達し，股関節の伸展外転と膝伸展方向のキック運動が増してくる．	・両上肢を支えた引き起こしと同時に，頭部を自らに起こして座位に至る（頸定の完成）． ・体幹の前方で両上肢が適当な支持面を得ると，一人でバランスを維持した座位保持が可能となる． ・下肢ハムストリング腱伸張による骨盤の後傾によりやや円背となるが，腰椎部の伸展がみられ，視性立ち直りによる頭部中間位保持が可能となる．	・体幹を支えた介助立位にて床面に足底部を着けて体重負荷すると，両下肢を同時に踏ん張り，足底全体での持続的全体重負荷が可能となる． ・上肢の引き込み運動がみられなくなる．
	頸が座り，頭部の位置とは分節した眼球運動が可能となり，見える物に自らの手をリーチしてつかもうとする（目と手の協調動作の開始）．			
満6カ月まで	(写真2-3) ・広範囲の追視にしたがった頭部の回旋と，腹部まで挙上した下肢の左右への外転運動に伴う骨盤の回旋により，寝返りが容易になる． ・挙上した足部を伸ばした手で掴み遊ぶ． ・前腕回内位のまま左右に持ち替えができる． ・背臥位のままでいる時間は少なく，両手を前面で組み，寝返りして腹臥位になってしまうことが目立つ．	・体幹回旋を伴って広範囲の追視や音源探索にしたがった体位変換を行う． ・頭部が常に垂直位をとり，肘を伸展して両手掌を突いたon hand supportができる．手を突張って体を後方へずることもある． ・体幹・下肢の伸展が膝関節を越して生じ，股関節は外旋方向へ運動を増す．	(写真2-3) ・体幹をやや前傾した状態で，左右対称に両上肢を前方で支えた一人座りが数秒〜1分可能となる． ・上肢支持がなければ，一人座位はできない． ・側方へ倒れた場合の上肢支持はできないが，視性立ち直りによる頭部の回旋と体幹の回旋立ち直りがみられる． ・骨盤の前傾が増して円背状態が消失し，脊柱は骨盤まで直線状になる．	・体幹側方を支えた立位にて，持続的全体重負荷ができる． ・接床時に尖足となるが，その後足底全体で体重負荷ができ，股関節外旋位で両下肢を伸展する．
	寝返り運動によって，背臥位と腹臥位がつながってくる．視覚情報が得やすい姿勢を好み，手を伸ばして物をつかみ，口に持ってきて確認を行う．			
満7カ月までとそれ以降	・背臥位と腹臥位の間は寝返り運動によって連続的となり，背臥位は別個の機能肢位ではなくなる（図2-1-1）． ・以後は腹臥位での探索行動が増す中で，よりダイナミックな抗重力姿勢へ向かい，パラシュート反応が見られる（写真2-5）． ・ヒトの進化の過程で組み込まれた抗重力指向と外界探索指向への発達が複雑に絡み合い，育児環境によって左右される発達経過を示す月齢になる． ・探索行動では，手が届く範囲内で周りの物をつかみ，口に入れ，目で観察する感覚情報の確認行動と，視覚・聴覚探索の拡大によって，より遠方の物へ自らが近づく移動探索行動が増える．この発達の中で見られるエポックは2つに分けられる．ひとつは四つ這いにつながる発達であり，もうひとつは近くの物や介助者につかまって体を引き起こし，つかまり立ちにつながる発達である（図2-1-1）． ・当初の7カ月ごろには，側方・後方への探索のため，側方への回旋移動によって向きを変える行動や，両手支持の腹臥位から，支持をはずして腹部だけで支持する飛行機様運動等（写真2-4）である． ・この後は赤ちゃんの探索活動や養育環境によって，四つ這い移動と引き起こしのつかまり立ちに向けた多様な運動発達を示すようになる（写真2-6）． ・さらに安定した座位に伴い，視覚探索に支えられた手指の巧緻動作による細かい物への探索活動が増してくる（写真2-7）．			

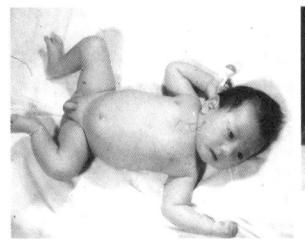
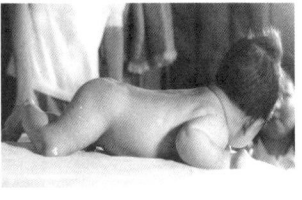

写真2-1 満2カ月児の背臥位（左）と腹臥位（右）

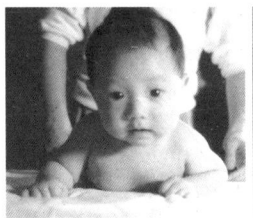
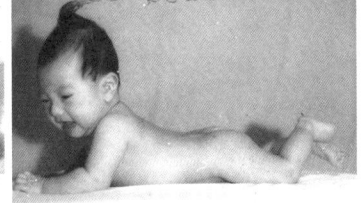

写真2-2 満4カ月児の腹臥位

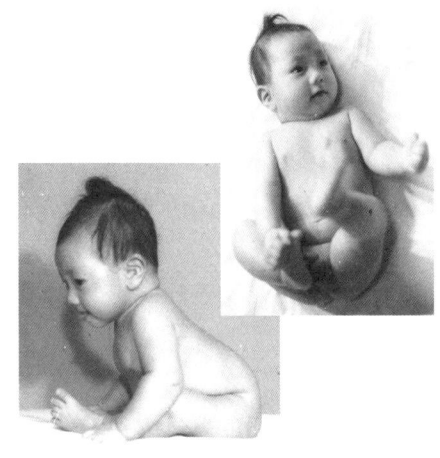

写真2-3 満6カ月児の背臥位と一人座り（やや前傾した前方に伸ばした上肢で支えた座位）

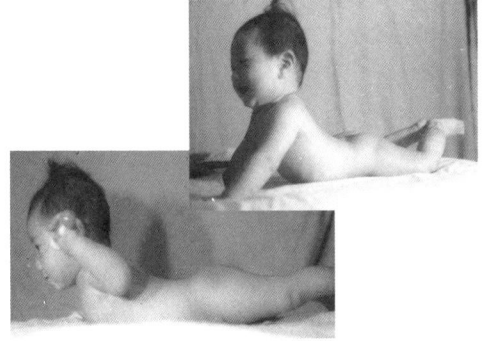

写真2-4 満7カ月児の腹臥位（上）と飛行機様姿勢（下）

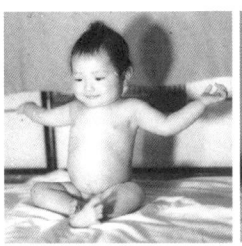
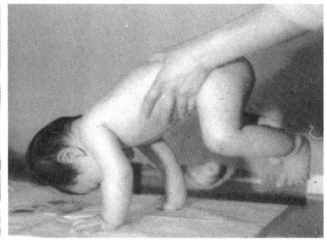

写真2-5 満8カ月児の一人座位（左）とパラシュート反応（右）

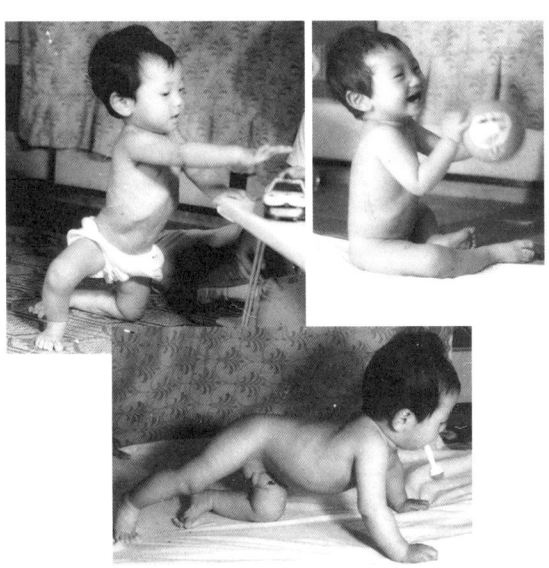

写真2-6 満9カ月児の座位と四つ這いや立ち上がり動作への姿勢変換

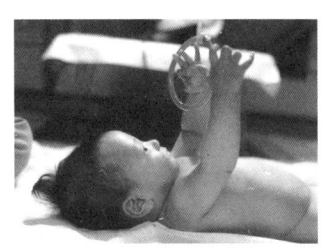
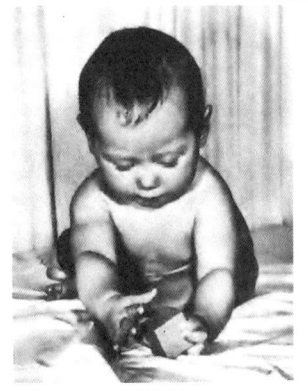
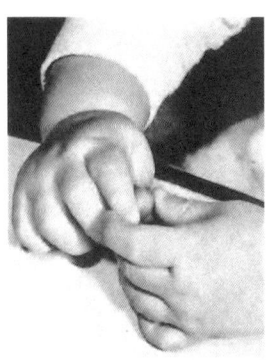

写真2-7 満6カ月児
（上）目の動きと上肢のリーチ動作（第2期）
（下）目の動きと手指の動作（左：第3期，右：第4期）

［文　　献］
1）横地健治：脳性麻痺の考え方．脳と発達，41: 327-333, 2009.
2）JH de Haas 著，高橋孝文監訳：乳児の発達：写真で見る0歳児．医歯薬出版，1977.

3章 リハビリテーション科

[1] 診　　察

1．診察室の構造

　　脳性麻痺（以下CP）児・者のリハビリ診察・評価には，通常のベッド上では不便です．とくに日本の生活様式では，床上での行動・機能を再現することが重要であり，また転倒，落下などの危険を避けるためにも，軟性床で診察する方が便利です．通常ベッド，訓練用マット（軟性床になる）と，できれば車椅子・杖歩行が可能な広さの通常の床面を含め全体で20～40m^{2}があれば便利です．壁面には明るい絵を描き，玩具を置いて小児が遊ぶ雰囲気にします．常に救急カートを置く方が安全です（写真3-1）．

2．標準的診察の手順

1）問診
　　生育歴，治療歴，家族歴などを質問している間に，患児の様子を観察します．抱かれている姿勢，周囲に対する関心の持ち方などで発育の状態が概略理解できます．

2）背臥位
　　訓練用マットに背臥位に寝かせ，表情，注・追視，眼振，斜視，落陽現象などを観察します．視覚に関する観察，上肢のリーチ，把握，手と手，手と足など上肢機能の観察をします．下肢の自動的挙上，蹴る機能，股，膝，足関節の自・他動可動域，全身，四肢の筋緊張・弛緩の状態などを把握します（写真3-2）．

3）腹臥位
　　頭の挙上，両上肢での支持，体幹の伸展など抗重力機能の観察，ずり這い，四つ這いなど移動機能（写真3-3）の様式を観察します．

4）座位
　　両上肢を持って引き起こし，座らせます．頭部のコントロール（起き上がり）機能，上肢の支える力，おもちゃを操作する状況など，上肢の機能，体幹の型，バランスの状況なども観察します（写真3-4）．

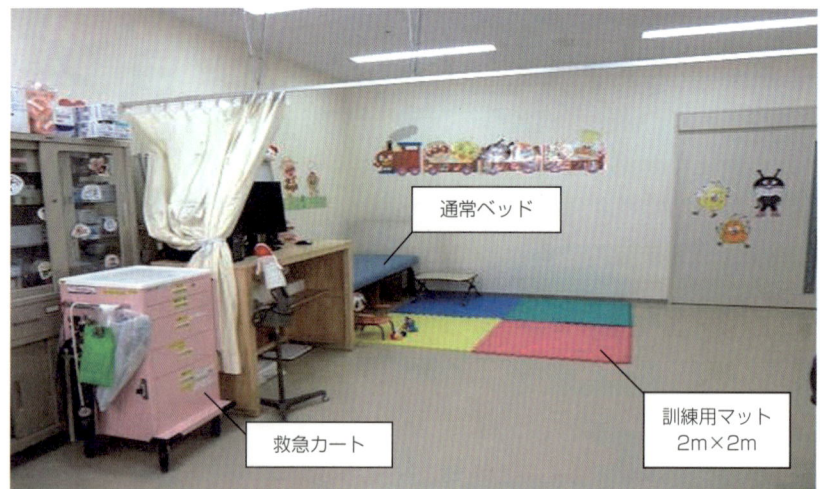

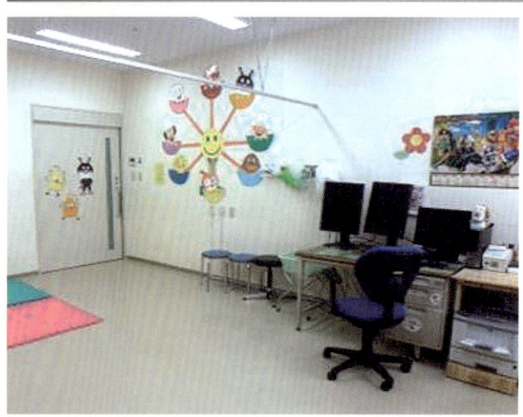

写真3-1 診察室
　上）壁面にベッド，ベッドの側にクッションマット（2m×2m）を置き，その他は通常の床面にして，全体で20～40m²の広さがあれば，杖歩行・車椅子による実際の移動を試し，観察できます．救急カートを設置します．
　下）壁面には明るい絵を描き，音のなる，明るい数個の玩具を置き，楽しい雰囲気にします．
　　　説明記録のための机，コンピュータなどがあります．

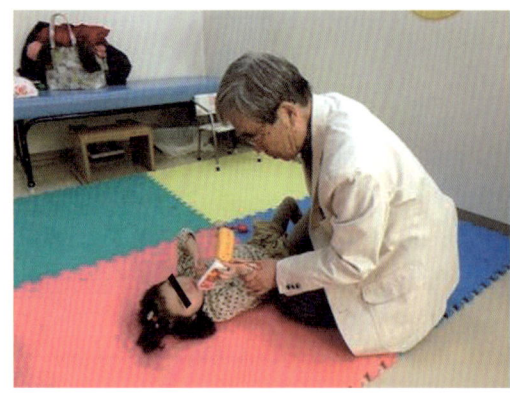 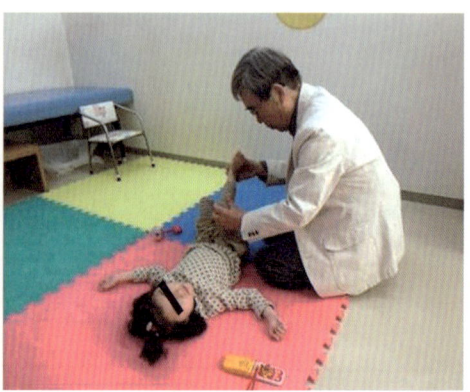

写真3-2 背臥位での診察
　左）表情とくに眼の状態（斜視，落陽，追視，眼振），手のリーチ，把持，両手動作．
　右）下肢の自動運動，他動ROM．

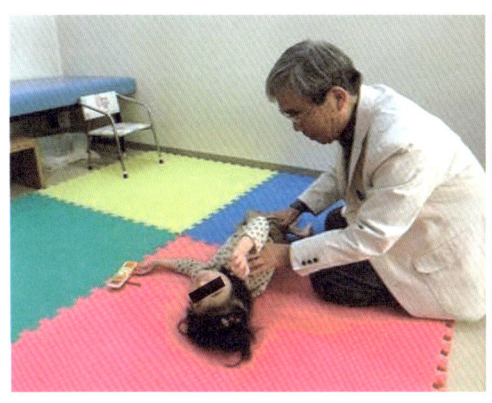
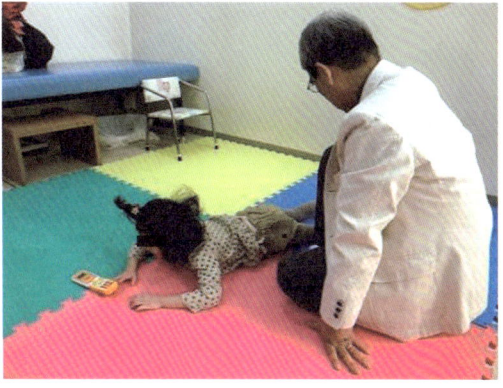

写真3-3 腹臥位での診察
　左）背臥位から，骨盤・下肢から回旋を誘導し寝返りさせ，上肢・頭の動きを観察．
　右）両上肢の支持機能，頸・体幹の伸展状況，移動の可能性．

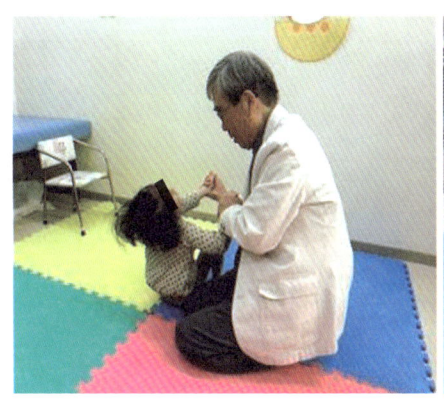
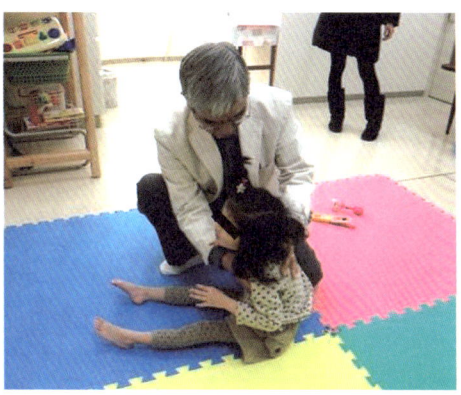

写真3-4 起き上がりと座位での診察
　左）座位バランス，体幹の状態，両手の支持機能を確認します．
　右）両手のリーチ操作，円背，側弯などを確認します．

5）立位

　机にもたれる，あるいは腕を支えるなどして下肢の支持機能，各関節の可動性，体重の負荷とバランス機能などを観察し，必要があれば短下肢装具も試みます．さらに歩行器，杖なども試して必要性を把握します（写真3-5）．

　以上の結果を統合して，両親へ説明をします（写真3-6）．最近は重症児の場合，それまでに告知されていることも多いのですが，重症児以外では，障害の程度についての告知は注意深い心遣いが大切です．障害は存在するが，リハビリ技術と小児の発達の力により，状態が改善して行くことを説明して，親の意欲を高める励ましが重要です．治癒しない障害であり，年齢とともに二次的に増悪する可能性もありますが，このようなことは長時間かけて認識させることが大切です．障害児の親にとって，最初からあまり多くのことを受け入れる余裕はありません．

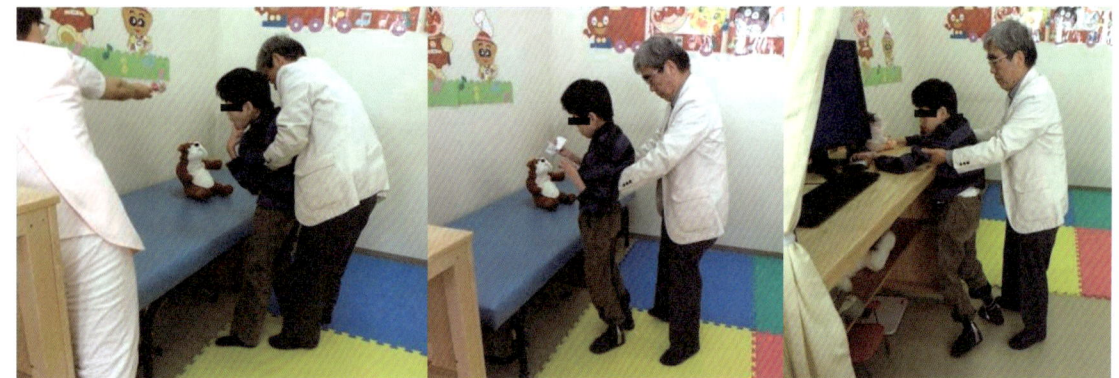

写真3-5　立位での診察
　左）介助立位で両下肢の支持機能．
　中）立位を低いベッドの前で試行．
　右）高い机にもたれ，両手の支持，両足にSLBを試みる．

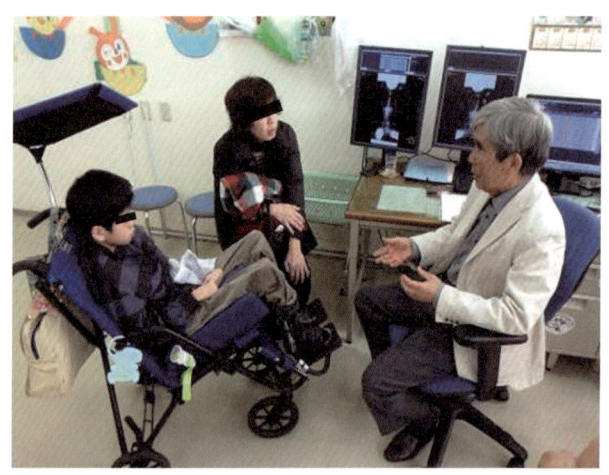

写真3-6　診察結果について，本人および家族に説明する

　CPは全身の問題（筋力のみでなく，その協調性，運動バランス機能の低下，コミュニケーション障害，摂食嚥下障害など）を持っており，それに対する対策は広範囲であり，複雑です（表3-1）．主治医としてはすべての治療結果に責任を持ち，当初3～6カ月の短期目標とリスク事項を示さなければなりません．

　年齢が進むにしたがって，症状，障害も変化してリハビリ活動は範囲が広がり，教育，社会的ニーズも高くなってきますが，その具体的な援助の基礎になるのは医学的技術です．最近では重症児・者が増加しているので，小児科による健康管理，摂食嚥下練習等が必要になってきます．さらには在宅支援への参加も要請され，訪問リハビリの重要性が増しています．

表3-1 リハビリテーション指示の例

PT	□ROMの維持改善　□座位の獲得練習　□姿勢の設定/管理 □移動/歩行練習　□リラクゼーション　□呼吸機能の改善 リスク・その他（　　　　　　　　　　　　　　　　）
OT	□上肢機能　□身辺動作　□代償手段（自助具など） □遊び　□就学準備　□母親・家庭育児支援 リスク・その他（　　　　　　　　　　　　　　　　）
ST	□言語発達　□呼吸/発声　□補助代替コミュニケーション（AAC） □口腔運動の維持改善　□嚥下/摂食機能改善 □構音　□両親教育 リスク・その他（　　　　　　　　　　　　　　　　）

[2] リハビリテーション手段

CPのリハビリに際しては，種々の評価が用いられます．粗大運動能力（GMFCS），機能的動作スケール（FMS）（表3-2，表3-3），weeFIM，ADL評価などです．

1. ボトックス治療

CPの過剰な筋緊張は，環境に応じた姿勢保持や動作遂行においてどの程度の筋緊張を保つか，本来オートマチックにコントロールされる機序が障害された結果です．このような病的筋緊張を痙縮と呼び，重要なリハビリ治療の対象としてこれまでもさまざまの方法が用いられた長い歴史があります．このうち1989年以降に普及した治療方法としてボツリヌス治療があります．土中の嫌気性菌のボツリヌス菌の毒素から精製された医薬品です．わが国では医療保険記載で2001年に痙性斜頚，2009年に痙縮尖足，2010年に上肢・下肢痙縮と適応範囲が拡大され，近年急速に普及した治療法です．痙縮に伴って生じてくる関節可動域制限，変形，疼痛等の障害を和らげる目的で，局所の当該筋に必要最小限の量が施注されます[注1]．年齢や施注筋の種類等によって個人差がありますが，施注後数日以内から効果が発現し数カ月間効果が持続します．したがって，この効果が持続するあいだの集中的な運動学習につながるリハビリが必須になります．ボツリヌス治療効果としての痙縮抑制に伴う過剰筋緊張の改善だけではCPの機能改善にはなりません．セラピスト（PT，OT，ST）による神経リハビリ治療，看護師による生活姿勢・運動管理，保育や学校での姿勢管理の継続と，積極的自発運動の励まし等多職種による施注後の刺激が必要です．リハビリ治療がうまくいくと，ボツリヌスの治療効果は持続し，新たな機能獲得につながることも珍しくありません．

注1）ボツリヌス総投与量：初回4〜6単位/kg，2回目以降は増量10〜12/kgまで．施注間隔は3カ月以上あける（ボツリヌス毒素抗体発現を最小限にするため）．

表3-2 GMFCS（gross motor function classification system，粗大運動能力分類システム）*

レベルI	制限なしに歩く．
レベルII	制限を伴って歩く．
レベルIII	手に持つ移動器具を使用して歩く．
レベルIV	制限を伴って自力移動．電動の移動手段を使用してもよい．
レベルV	手動車椅子で移送される．

*脳性麻痺児のために開発された粗大運動能力の分類．子どもたちが自分から開始した動作をもとに作成され，とくに座位，移乗および移動を重視している．

表3-3 FMS（functional movement scale）

Rating 1	車椅子を使用する．
Rating 2	歩行器を使用する．
Rating 3	2本のロフストランドクラッチを使用する．
Rating 4	杖を使用する(1本あるいは2本)．
Rating 5	平坦な道では独歩する（階段は手すりを使用）．
Rating 6	どんな場所でも独歩する．
Rating C	屋内で5mの四つ這い移動．
Rating N	どれにも当てはまらない．

脳性麻痺児のために開発された子どもが日常遂行している移動機能を評価する（5m，50m，500mの距離を移動する手段によって評価する）．

2．補装具

　　補装具はリハビリ遂行の上でも，日常生活の支援からも重要な手段です．CPの過剰な筋緊張を改善する整形外科手術やボトックス治療後の関節可動域管理や機能支援の手段としても用いられます．移動支援の車椅子では，バギー類の手押し型車椅子から始まり，年齢，運動機能が進むにつれて自走型，電動車椅子へと変化してゆきます．座位保持支援の椅子類では，単純なものから安全軽量で機能的，外観も美しい既製品が多種市販されています．しかし中にはポジショニングのためと称して，複雑な多くの付属品を用いて，強固に姿勢を固定しすぎる座位保持装置等もありますが，むしろこれは体幹の機能的発達の妨げの危険があります．

　　短下肢装具（short leg brace）は3歳ごろから用いられ，足部の尖足，扁平変形の予防と支持性を補強して，立位機能の練習にも多用されます．わが国の生活様式では，室内・外の区別が必要なこともあり，プラスチック製のshoe horn braceと支柱付の足部被い型の使い分けもされます（写真3-7～写真3-10）．3歳ごろからは立位訓練のためのプローンボード（写真3-11）が用いられ，やがて歩行訓練のために各種歩行器が処方されます（写真3-12）．

3．側弯変形の保存治療

　　①側弯変形の基本的なX線像上の各種評価を示します．
　　　図3-1：Cobb法による側弯変形の評示（Cobb角）．
　　　図3-2：体幹偏位（trunk shift: TS）．
　　　図3-3：骨盤傾斜（pelvic obliquity: PO）．
　　　図3-4：頂椎の偏移（apical vertebral translation: AVT）．
　　　図3-5：矢状面での変形（胸椎後弯角，腰椎前弯角）．
　　②側弯変形をきたす障害児・者の疾患（表3-4）．多くは10歳前後から出現し増悪していきます．60～70％に見られます．

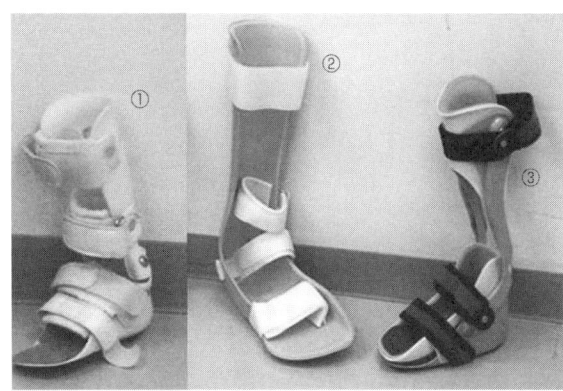

写真3-7　各種SLB
①ジョイント付shoe horn, ②shoe horn, ③背屈制限のためのグランシー型

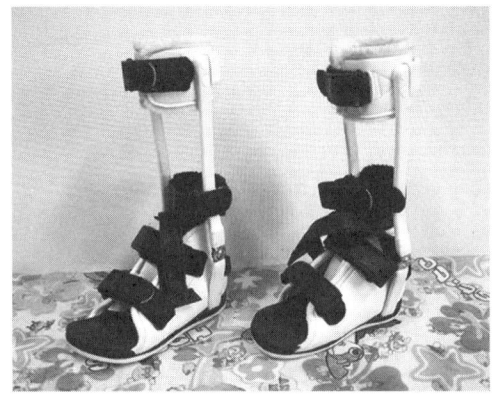

写真3-8　支柱付き足部被い型SLB

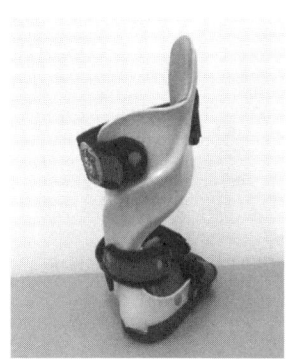

写真3-9　内反尖足変形の予防治療に用いるスパイラル型SLB

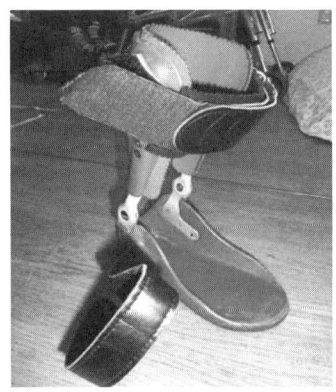
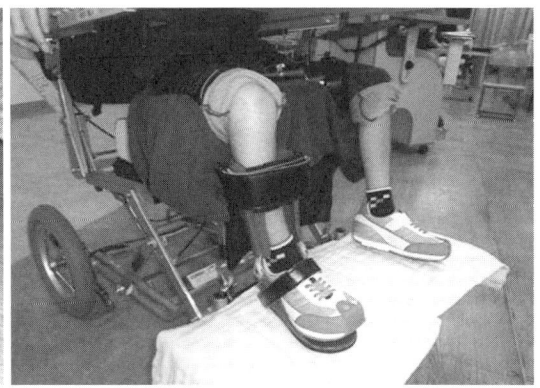

写真3-10　オーバーシューズ型SLB
通常靴の上から装着する．

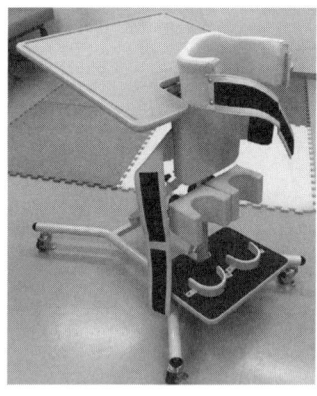

写真3-11 プロンボード
立位練習に用いる. なるべく早い時期(幼児)から立位を経験させるために使用.

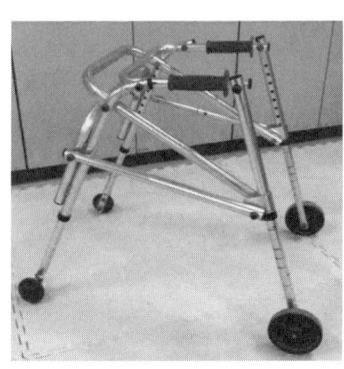 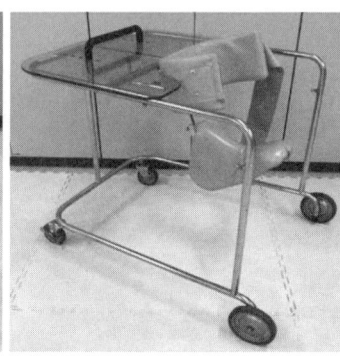 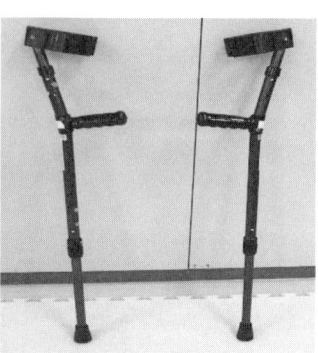

写真3-12 歩行器
　左) PCW歩行：上肢の支持が可能な場合に用いる.
　中) SRC歩行：比較的重度のケースに用いる.
　右) ロフストランドクラッチ

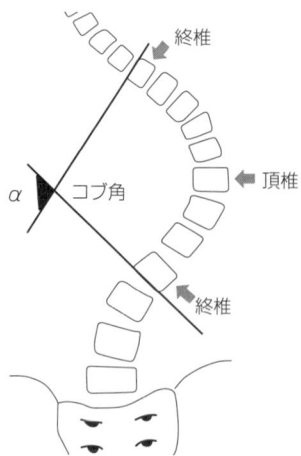

・カーブの上部と下部にある最大に傾斜するそれぞれの椎体の上縁と下縁に平行線を引き, 2つの線が交叉する角度

・終椎 (end vertebra)
　：上下縁の椎体

・頂椎 (apical vertebra)
　：カーブの頂点の脊椎
　　通常最大の回旋を示す

図3-1 側弯の評価 (Cobb角)

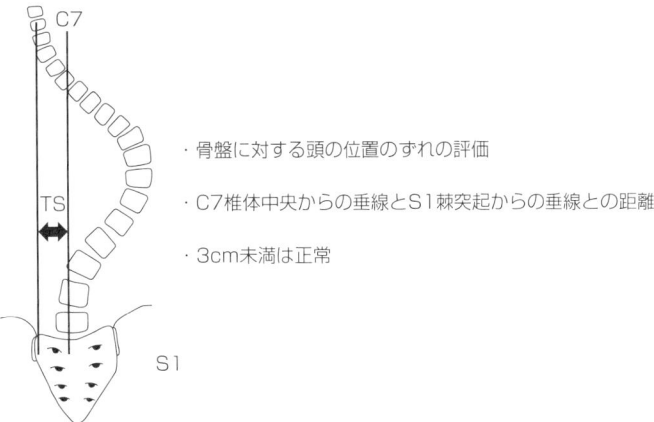

図3-2　側弯の評価（TS, trunk shift, 体幹偏位）

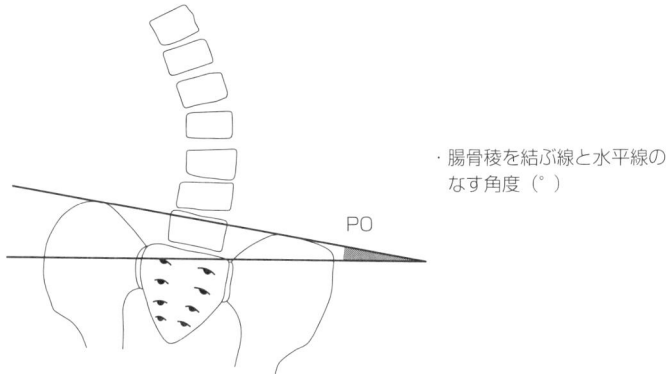

図3-3　側弯の評価（PO, pelvic obliquity, 骨盤傾斜）

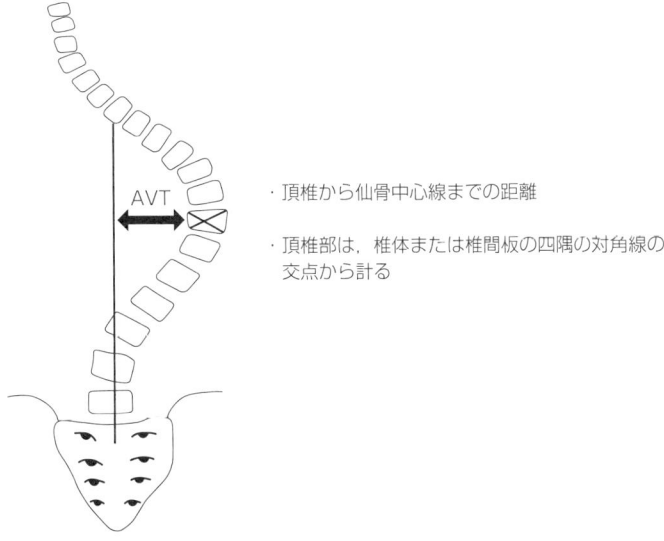

図3-4　側弯の評価（AVT, apical vertebral translation）

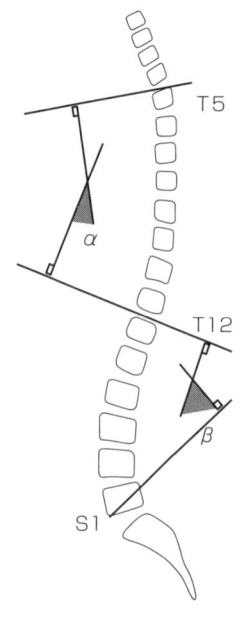

・矢状面での胸椎後弯，腰椎前弯に対するCobb法に準じた評価

・おもな胸椎カーブ（T5～T12）
　正常 20-50°後弯

・腰仙椎カーブ（T12～S1）
　正常 50-70°前弯

図3-5　矢状面の評価

表3-4　側弯変形をきたす心身障害児・者

1）脳性麻痺（CP），てんかん性脳症
2）精神運動発達遅滞
3）遺伝子異常・染色体異常
　　Rett, Prader-Willi, Larsen, Down, etc
4）神経・筋疾患
　　Duchenne，福山型，SMA

四肢麻痺の脳性麻痺では60～80％に，Rett症候群では75％等，中枢神経障害では，きわめて高率に側弯変形が起こります．

表3-5　側弯変形の治療原則

Cobb角＜20°	経過観察
Cobb角＝20～25°	進行傾向あれば装具加療
Cobb角≧25～30°	装具加療
Cobb角≧45～50°	特発性側弯症（併存疾病なし）→手術加療
Cobb角≧50～70°　70°～	症候性側弯症（併存疾病あり）→手術加療

症候性側弯では，術後の管理に困難が伴うことが多く，また，単にCobb角の改善のみではなく，ADL上の改善が大切ですので，手術の時期が遅れる傾向にあります．

③側弯の治療原則はCobb角で示されます（表3-5）．脳性麻痺の場合はCobb角のみでなく，ADLの改善を目指して処方することもあります．つまり，Cobb角の変化と関係なく，多くの例で座位が安定して，姿勢が改善して本人も，介護も楽になります（図3-6）．

④特発性側弯症の保存的治療に用いられている体幹装具（写真3-13，写真3-14）．

⑤脳性麻痺など障害児・者の側弯治療に開発した体幹装具（動的脊柱装具，dynamic spinal brace，愛称プレーリーくん）について説明します．

弾力性のあるポリカーボネイトで支柱を作り，ハンプ押えを後ろから前方へ巻き込みながら引張り，固定ではなく，緩やかで持続的な矯正力を働かせるのが特徴です．支柱の下部を骨盤の外面，後面の筋部で広く支えるので，皮膚障害，痛みを少なくできます（写真3-15～写真3-17）．

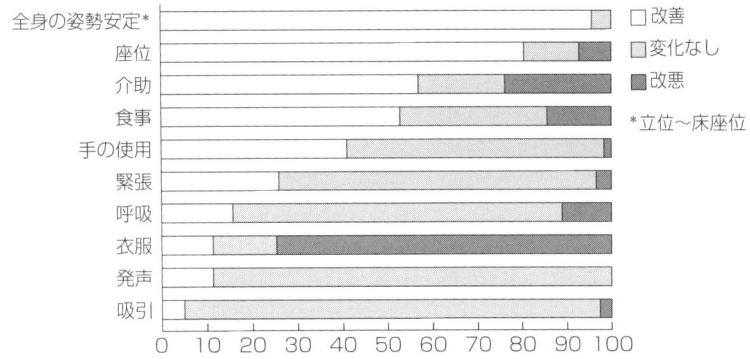

図3-6 DSBに対する介護者の評価（ADL上の変化）

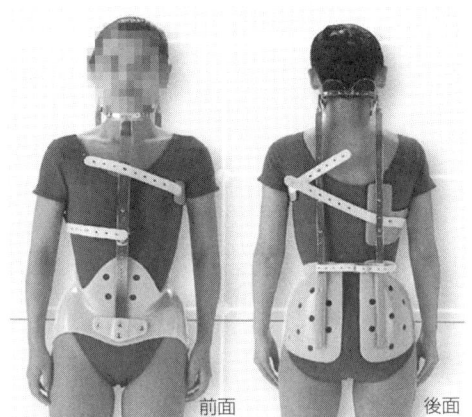

〈ミルウォーキーブレース〉（1958年）
・側弯矯正装具の元祖
・骨盤ガードル，ネックリング，胸椎，腰椎パッドからなる三点支持の装具
・上位胸椎の変形にも適応

写真3-13 ミルウォーキー型体幹装具
　1945年以来，特発性側弯症の保存治療の標準として用いられていました．しかし，装着に多大の困難を伴い，外見にも抵抗が強かったので改良が求められました．

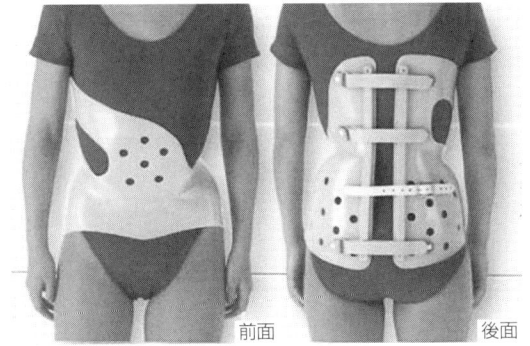

〈ボストンブレース〉

ミルウォーキーブレースから前後支柱を取り除いたもの．下位胸椎以下の弯曲に対して効果的な矯正が得られる．

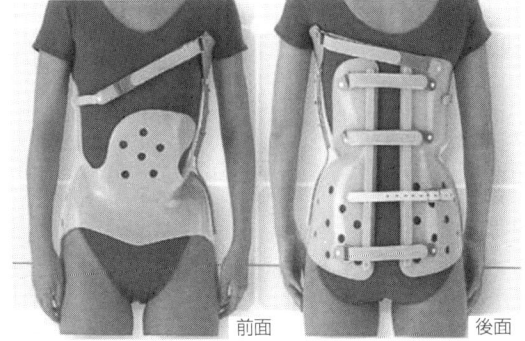

〈OMCブレース〉

ボストンブレースに腋窩パッドを追加．三点支持と立ち直り反射を利用して矯正する．

写真3-14 アンダーアーム型体幹装具
　ネックリングと前の支柱を取り外し，装着しやすくしました．胸腰椎以下の側弯に有効．OMCでは腋窩パッドを付加し，胸椎側弯にも有効です．

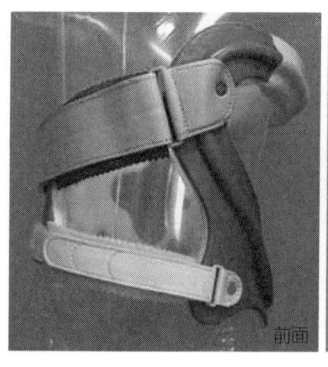 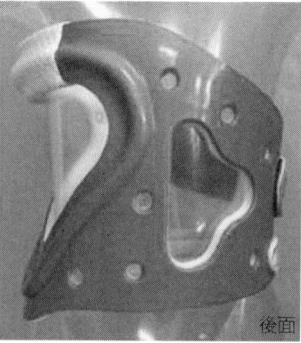

2007年 大阪発達総合療育センターにて開発された側弯治療装具（特許4747327）

・単純な三点支持
・左右非対称
・腹圧を高めない
・"固定"ではなく"たわみ"を利用する
・装着時間は"状態に応じて徐々に延長する"

写真3-15　DSB（プレーリーくん Ⅰ型）
　骨盤帯をなくし，外転筋部で広く支持して，装着感の困難さを軽減，さらに矯正位での固定ではなく，ポリカーボネイト製でゆるやかな，持続する矯正力を利用します．

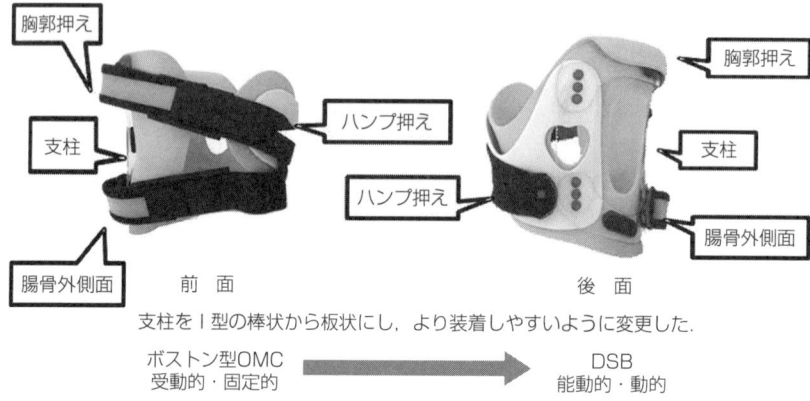

支柱をⅠ型の棒状から板状にし，より装着しやすいように変更した．

ボストン型OMC　　　　→　　　　DSB
受動的・固定的　　　　　　　　　能動的・動的

写真3-16　DSB（プレーリーくん Ⅱ型）
　棒状のポリカーボネイトの支柱を板状に変更し，より柔軟性を増しました．

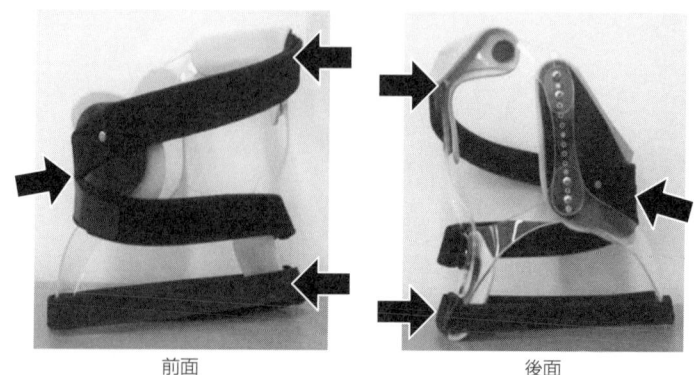

装着をより安定させるため，両殿部に押さえを追加した．
両側大殿筋部押さえによりDSBがより安定して装着でき，かつ，骨盤の前傾を予防する．

写真3-17　DSB（プレーリーくん Ⅲ型）
　両大殿筋部の押さえを付加し，装具の回旋，ずり上がり，骨盤の前傾を防止しました．

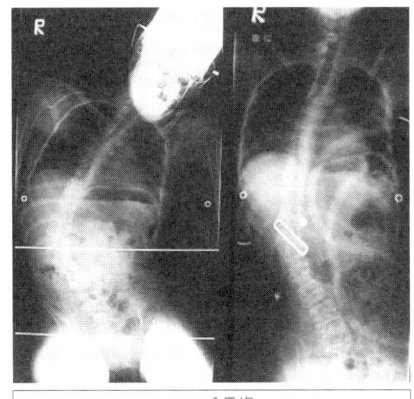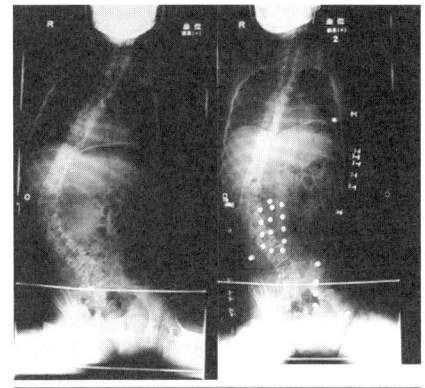

年齢	15歳		20歳	
Cobb角	68°	38°	85°	64°
装具	なし	あり	なし	あり

写真3-18 症例1（CP女性）
15歳から20歳までの装着によって，側弯の進行が鈍化しています．20歳になってもDSB装着して64°に維持されている．

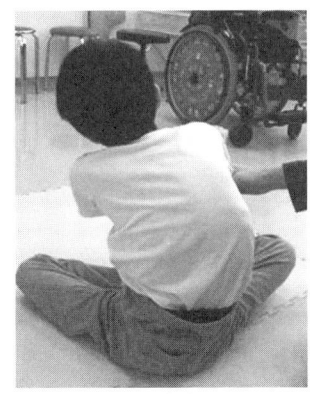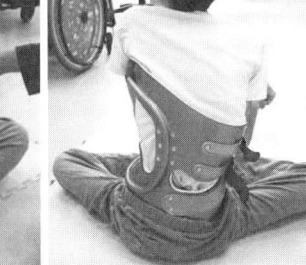

DSBなし　　　　DSBあり

1. 座位が可能になった
2. 抱きやすく，介助が楽になった
3. 8時間装着が可能
4. おむつの交換がやや困難

写真3-19 症例1（CP女性）
側弯の増悪のため座位が不能になりましたが，DSBをつけて再び床上一人座りが可能になりました．

⑥DSBによる治療例を2例示します．

　15歳の例は，治療にかかわらず側弯が増悪していますが，DSBの効果は見られます（写真3-18，写真3-19）．39歳の例は，側弯も改善していますが，それ以上に日常生活での姿勢，機能改善が著明です（写真3-20〜写真3-22）．

⑦DSBを装着する目的は表3-6に示すように，側弯の治療を通じ生活全体の質の向上に努めます．

⑧DSBの設計基準は凹側支柱の3点支持ですが，腰椎部側弯を改善することを優先します．胸椎側弯が強ければ，その立ち直り機能を補強するための補助枝を作ります（表3-7）．

⑨DSBの装着上の注意点を記載し，家族に指導します（表3-8）．

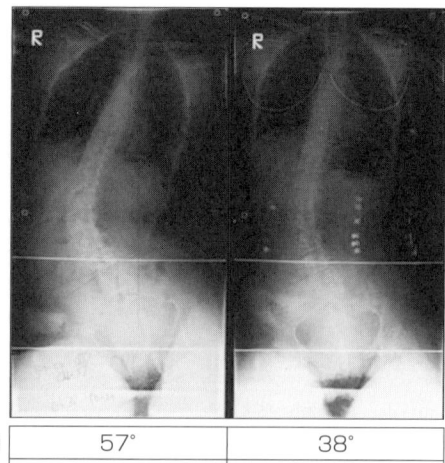

Cobb角	57°	38°
装具	なし	あり

写真3-20 症例2（CP女性39歳）
側弯そのものが改善し，車椅子が簡便なベルトのみで使用できるようになりました．

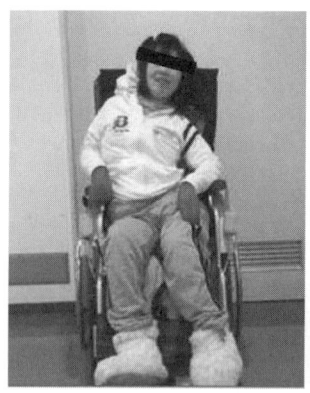

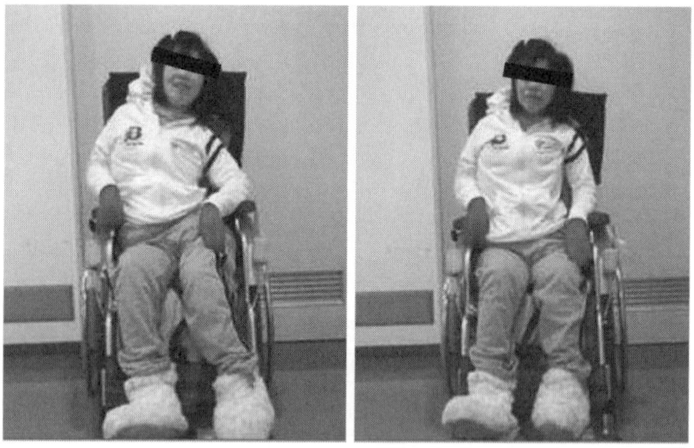

装着前　　　　　　装着後

写真3-21 症例2（CP女性39歳）
下肢のwind blow変形が改善しています．

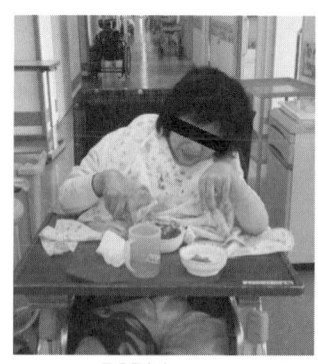 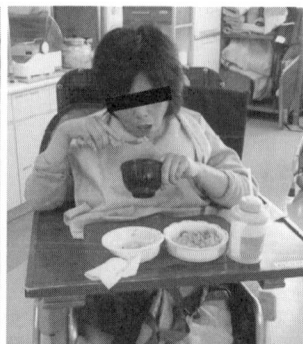

DSBなし　　　　　　DSBあり

1. 体幹が安定して，正しい姿勢で座れる．
2. 右ウィンドブロー変形が改善され両下肢が対称になった．
3. 左上肢が前に出やすくなり，両手が使用しやすくなった．
   （左手で食器を持つことができる）

写真3-22 症例2（CP女性39歳）
DSBを装着して，両手を使った食事動作が可能になりました．

表3-6 DSBを装着する目的

- 側弯の進行を遅らせる
- 側弯を改善する
- PT・OTとの協力
- 姿勢，バランスの改善
- 上肢の機能をよくする
- 座位保持装置・車椅子を簡略化
- その他ADLの向上

補装具を用いても，変形は進行しますが，できるだけ遅らせることが必要です．
ADL上の改善が重要です．

表3-7 DSBの設計基準と経過観察の必要性

1. 腰椎カーブの改善を優先し，胸椎カーブは自律的な立ち直りを期待するが，胸椎カーブが強い時は凹側の胸郭に補助枝を加える．
2. 胸椎カーブの治療を優先した場合に，腰椎カーブが出現し増悪することがある．その場合DSBの設計を変更することが必要．腰椎カーブの改善をまず目標とする．
3. 6カ月間隔で検診し，支柱の位置，高さ，ベルトの角度・位置などの修正が必要なことがある．

表3-8 DSB装着の注意点

1. 呼吸障害，てんかん発作がある場合には，夜間装着はとくに注意が必要です．
2. 装着時間は最初は30分くらいからはじめて，お子さんの状態をよく注意しながら，異常がなければ徐々に長くしていってください．
   1日のうち最低8〜10時間が目標です．
   障害が重度の場合には，必要に応じて，パートタイムで装着してください．
   ＜注意するべき子どもの状態＞
   1) 痛がっていないかどうか
   2) 装具のあたる場所が発赤していないかどうか
   3) 苦しそうにしていないか，いつもより顔色が悪い
   4) 機嫌が悪いかどうか
   5) 便秘，下痢，嘔吐などないか

重症児・者では，とくに全身状態の観察が必要です．

⑩ Cobb角70°を超えると手術対象になりますので，側弯の手術ができる病院との連携が大切です．

[梶浦　一郎]

4. コメディカル活動：理学療法（PT）

（1）乳幼児のリハビリテーション

乳幼児期のリハビリは，発達初期の運動と感覚を学習する重要な時期です．発達初期に経験するさまざまな姿勢や目と手と口を使った遊びについて，セラピストは子どもの姿勢と動きを直接身体に触って援助して発達を促進します．そして，子どもと家族の状態，状況にあわせて，具体的な育児支援方法を提案します．

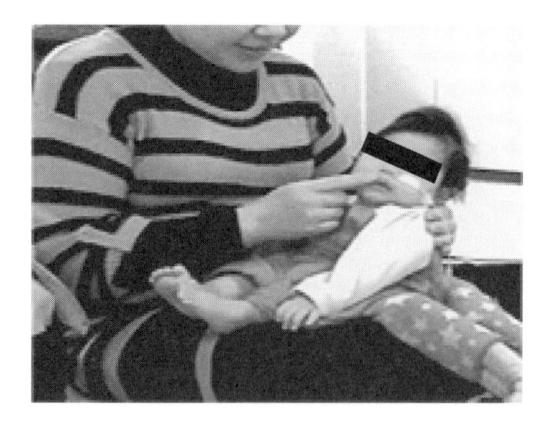

写真3-23

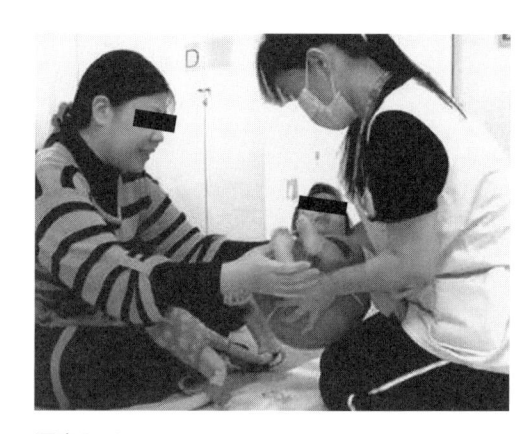

写真3-24

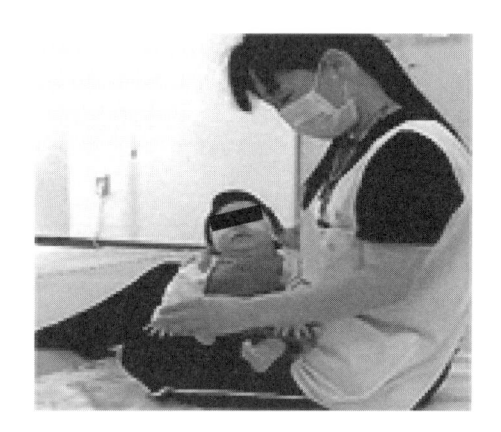

写真3-25

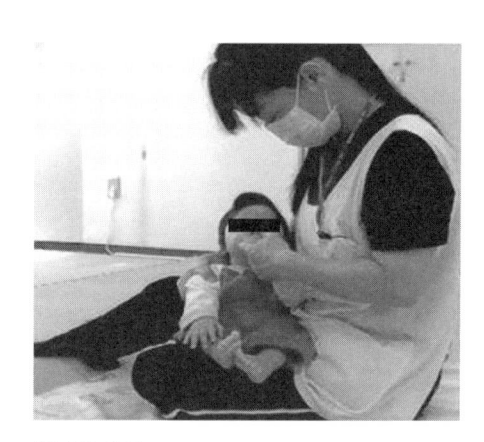

写真3-26

[0歳の四肢麻痺のお子さんのリハビリテーション場面の紹介]

　写真3-23：まだ首がすわっておらず，全身の緊張を高めて反り返る（8カ月児の）お子さんです．母親は，これまでの治療時間に練習してきた抱っこ，口腔周辺を触ることによる感覚練習を行っています．セラピストは，母親に実演してもらうことで，家庭での練習の成果や生活での変化を確認しています．まだ口腔周辺の刺激に慣れていない様子で，緊張して反り返ってしまうようです．

　写真3-24：状況を確認して子どもを受け取ります．この時の受け渡し方も大切な練習項目です．子どもの姿勢が崩れることなく，母親はセラピストに子どもを預けることができています．

　写真3-25：セラピストは頭と身体の位置を整えて，筋肉の緊張を調整しています．そして，過敏に反応してしまう手と足に触れて，これから行う手と口の遊びの準備を行っています．

　写真3-26：突っ張っていた手と腕の緊張が緩み，手を口にもっていってあげることができるようになりました．自分の手を口にもっていって遊ぶことで，手と口の感覚運動の経験を促すとともに，首や腹筋の筋活動を高めます．

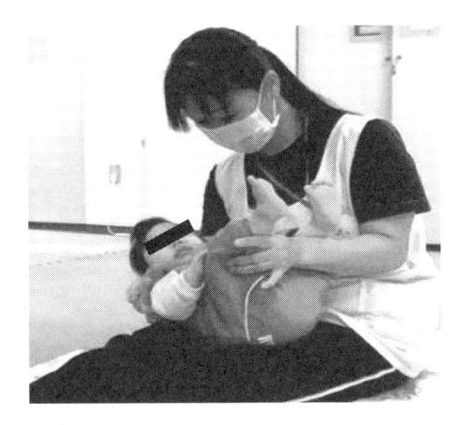

写真3-27 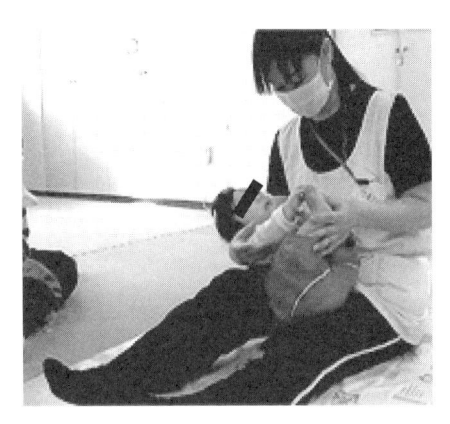　　　　　　　　　　　　　写真3-28

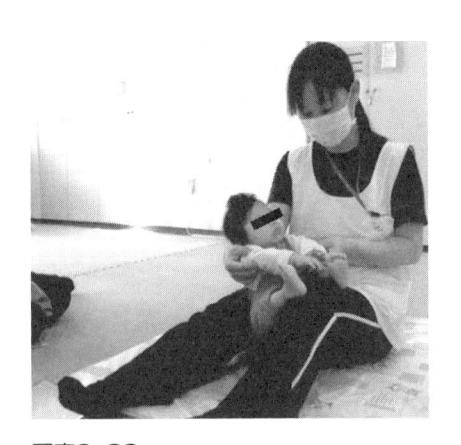

写真3-29 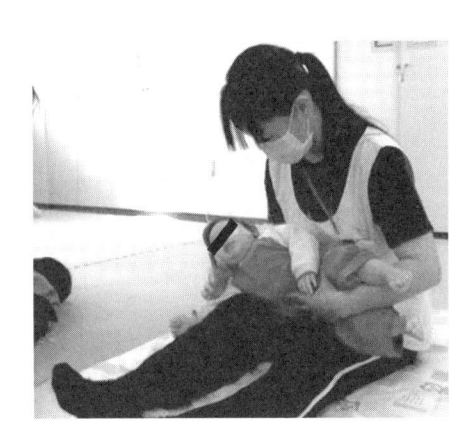　　　　　　　　　　　　　写真3-30

　写真3-27：首と身体がしっかりしてきました．両下肢を抵抗を感じない速度で上げ下げして，前後に揺れる遊びのなかで，全身の抗重力方向の学習活動をさらに高めていきます．

　写真3-28：両手を前に出しやすくなってきたので，両手で両足を触れて見る遊びを促しています．

　写真3-29：両手が前に出て首と身体が安定してきたので，座る介助が楽に行えるようになりました．

　写真3-30：寝返りの練習です．セラピストは適切な抵抗を感じながら，子どもの頭-肩-骨盤-脚が滑らかに連動するように援助しています．

　写真3-31：うつ伏せになれました．母親の励ましで頭を持ち上げようとしています．セラピストは姿勢を調整して頭を上げさせようとしています．さらに足で体重を支える準備をしています．

　写真3-32：再度寝返った後，座位からの踵に体重をかけて立ち上がりの練習に挑戦しています．

　写真3-33：セラピーの終わりには，一連の流れをご覧いただいた母親に，家庭で

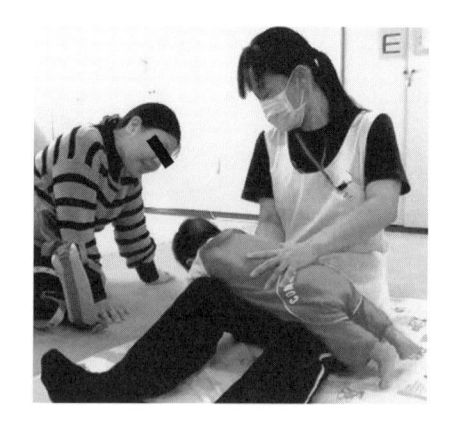

写真3-31

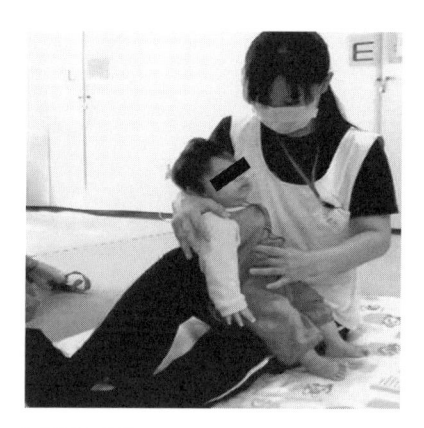

写真3-32

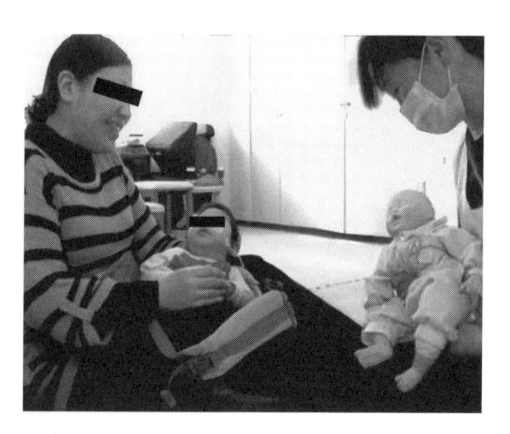

写真3-33

実施できるポイントを伝えます．セラピストは人形を用いて具体的な扱い方を説明し，母親に試してもらいます．

　乳幼児期のCPのリハビリは，セラピストが行うだけではありません．脳は環境の影響を受け24時間発達し続けます．子どもたちが過ごす生活環境を少しでも子どもたちの可能性を開く環境にしていくこと，たとえば，お母さんの抱き方や，多くの時間をすごす布団やマット，椅子，そしておむつの替え方やお風呂の入れ方など，その児に合わせた日々の育児方法を一緒に考え，発達を支援していきます．
　子どもたちに適切な運動経験を提供し，少しの介助を行うことや器具，環境の工夫によって，潜在する能力を生活場面で十分引き出し，運動学習を積み重ねます．子どもたちにとってもっとも重要な環境である家庭において，家族との相互作用により日々成長する喜びを感じあい，楽しく，有意義な子ども時代の経験を深めるようにお手伝いします．

［黒澤　淳二］

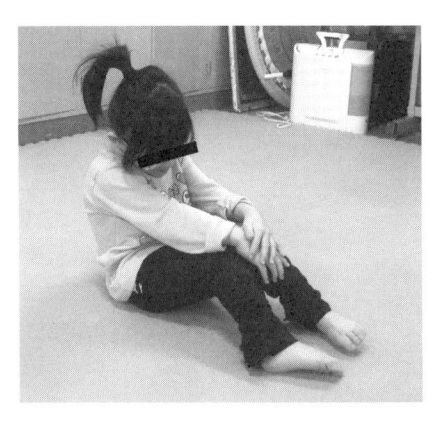

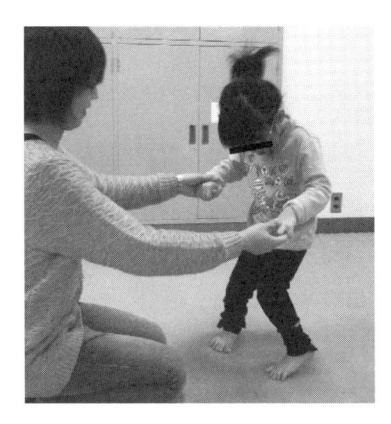

写真3-34　　　　　　　　　　　　写真3-35

(2) 学童期のリハビリテーション

　理学療法（PT）では，立つ，歩く，座る，手を使うなどの基本的な運動能力や遊び，食事，着替えなどの日常生活機能の基盤となる姿勢や運動コントロールの発達を促進するように取り組みます．実際には，子どもの持つ潜在能力を評価し，年齢，本人や家族の希望などを考え合わせ目標を定めます．目標の獲得を促進する因子，難しくしている因子を分析し，治療方針を設定します．そして子どもの体を直接介助して適切な動きを誘導し，徐々に介助しなくても子ども自身が動きを再現できるように段階づけて練習していきます．目標となる機能を発揮するために必要な環境設定や，装具，器具についても合わせて検討し，日常生活場面での機能の発揮方法を本人や家族と相談して進めていきます．

[6歳の痙直型両麻痺の学童児の理学療法場面の紹介]

　骨盤から下肢の筋肉の固さがあり，股関節が開きにくく，足が曲がって伸びにくいという問題があります．目標は，歩行機能の獲得に向けて，足の裏を床に着け，膝，股関節を伸ばしてまっすぐに立てること，歩行能力につながる片足で支えて，対側の足を前に出す間，バランスを保てることです．

　写真3-34：床に座っています．足が曲がってバランスが崩れそうになるのを，体を丸めて前かがみになって防ごうとしています．

　写真3-35：立位では，両足を床に着け，膝を伸ばすことができず，手に頼っています．

　写真3-36：まず，下肢全体の筋肉の固さを調整し，関節の動きにくさを改善します．余分な力が入らないよう，臥位姿勢で行っています．

　写真3-37：足首の動きやすさが得られた後に，足の裏を床に着け，踵に圧を加えて体を支える感覚を与え，床を踏む感じを伝えています．

　写真3-38：両足が床につきやすくなったので，足底で支えてお尻を床から持ち上げ，さらに足底で自ら踏ん張る感じを促していきます．お尻を床から持ち上げる時には，お尻の筋肉の働きを促すこともできます．セラピストは，子どもが自分からお尻を上げたくなるように踵に微妙に変化する圧をかけ，体重が負荷される準備をしています．

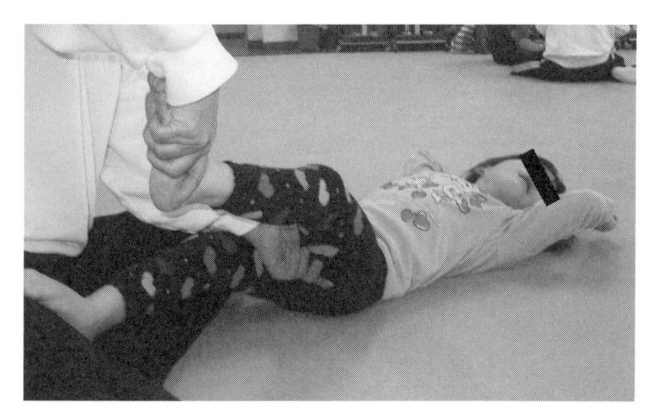

写真3-36

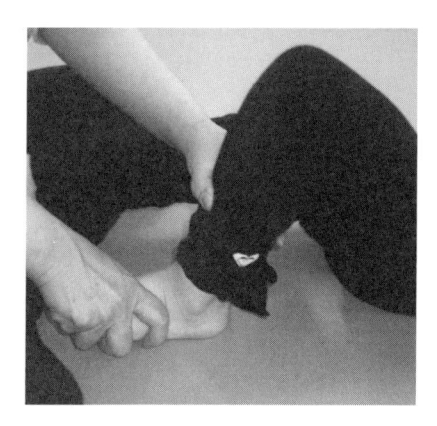

写真3-37

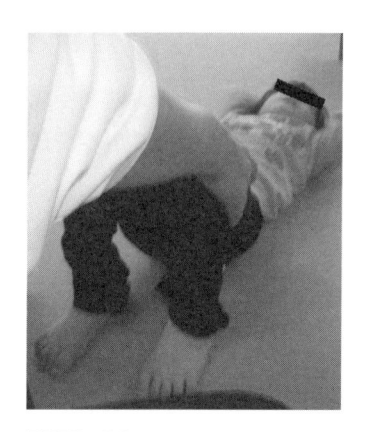

写真3-38

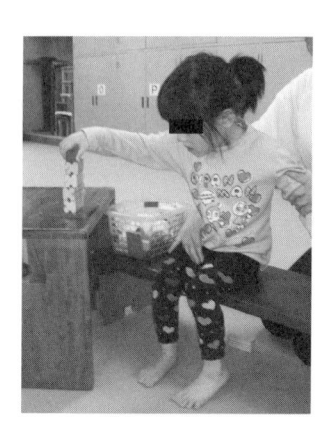

写真3-39

写真3-39：さらに端座位で足の裏で支えることを促します．腰が後ろに倒れずに体をまっすぐにすることで，お尻と両足の間に体重支持面を作り，支えやすくします．横にあるおもちゃに手を伸ばすことや，前にあるテーブルにおもちゃを積む動作によって，腕と体を伸ばし胸を開くことを誘導しています．とくに手を前に伸ばしたときに，体重支持面の重心点の移動によって，両足底に体重がのることを無意識に経験できます．

写真3-40：座位から立ち上がり立位でさらに両足で体重を支え，まっすぐに体を伸ばすことを促します．膝が伸びやすいように前方の台で手掛かりを与え，おもちゃを少し高い位置に提示することで視線を上げ，手を伸ばすのと同時に体も伸ばすように誘導します．

写真3-41：体がまっすぐに伸びやすくなってきたので，台による手掛かりを減らし，自分で上方に伸び上がり，その時に踵が床について膝も伸びるように誘導しています．

写真3-42：歩行準備のために左右の足を前後に位置した中で，体と膝を伸ばすようにします．この姿勢を保つには，後ろの足の股関節をより伸ばす必要があるため，

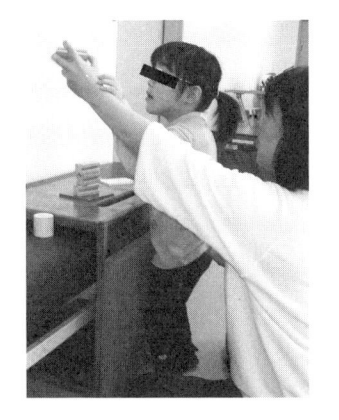

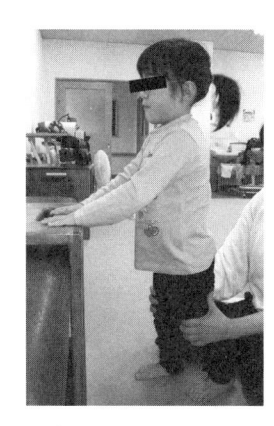

写真3-40 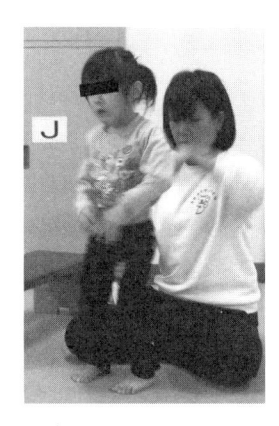　　　　　　　　写真3-41　　　　　　　　写真3-42

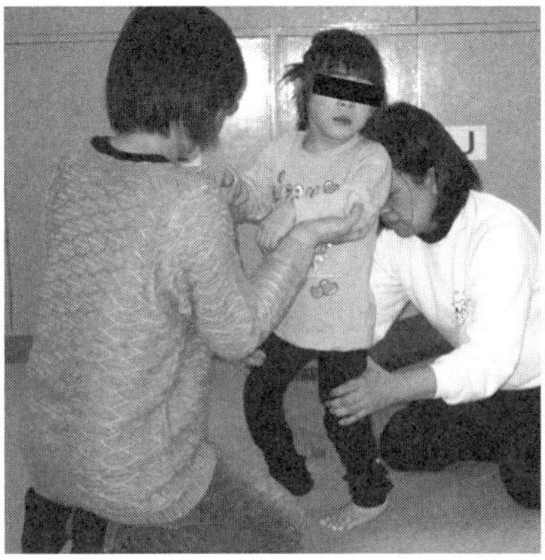

写真3-43 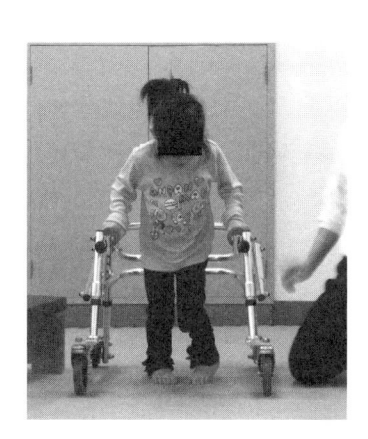　　　　　　　　写真3-44

台に軽く手をついて，自分で体を伸ばす手掛かりにしています．

　写真3-43：母親に手を介助してもらい歩行の練習です．片足を前に出すために，支持している側に体重をのせるように誘導し，動かす側が軽く感じられたら，振り出しを誘導します．この感覚を母親にも確認してもらい，日常の歩行介助にも活かしていきます．

　写真3-44：歩行器を使った歩行です．本児は移動することはできるのですが，上体が前にたおれるように動くので，踵が浮きやすく膝も伸びないまま歩いています．ここでは，体をまっすぐにおこし，後方でお尻の支えを利用して，ゆっくり一歩ずつ片側下肢全体を伸ばして支えることを強調して練習します．

　この症例では，歩行器歩行，介助歩行，つたい歩きなどで動くことができます．しかし，足底で体重を支えることを十分に行わないまま上体を使って動き，下肢の緊張の高まりや，関節の拘縮，変形を増大させる危険性をはらんでいます．理学療法で得られた成果を生活にも活かすために，母親にかかわり方を伝えるとともに，実際に理学療法場面に参加してもらうことが有効です．さらに学校での生活時間に合わせた机

と椅子座位，プローンボードの使用，歩行器の使い方，機能的改善にしたがった給食やトイレでの具体的介助方法を適時，学校側に伝える必要があります（地域や学校により連絡方法が異なります）．学童期は，さらなる歩行機能の向上のために，必要に応じた装具療法，BTX治療，手術などが効果的に介入できるよう，医師との密な連携を進める時期でもあります．

[西野　紀子]

(3) 側弯に対するリハビリテーション

CPにおいて，二次的障害としての脊柱側弯変形は高率に発症します．側弯変形の進行は，座位バランスの低下，呼吸障害，消化器障害など日常生活にさまざまな悪影響を及ぼします．このため早期に発見し，対処していく必要があります．また進行は骨成長終了後も続くため，年齢にかかわらず注意が必要です．

[痙直型四肢麻痺の44歳男性，GMFCSレベルⅤの側弯変形に対する理学療法]

①臨床像

写真3-45：側弯変形は右凸の胸椎カーブで，Cobb角は37°を示します．

写真3-46：背臥位では両上肢は屈曲し，両下肢が左へ倒れたように崩れています．左側の体幹が短縮し，頭部はおもに左側を向いています．

写真3-47：端座位では頭や体幹が左に大きく崩れ，骨盤が右に傾き，左のお尻でほとんど体重を支えていません．姿勢が不安定であるため，両上肢は緊張を高めています．このような状況では周りを見たりして楽しむことが難しくなります．

②理学療法プログラム

ハンドリングによって，頭や体をまっすぐ保つ体幹の筋肉の対称的な活動を高め，抗重力の姿勢で，足やお尻で支えて姿勢の崩れに気づいて戻せるように促します．また体幹の筋肉をより活性化させるために，安定した呼吸や頭・手足の自発的な運動を利用します．

・臥位でのプログラム

写真3-48：下肢を屈曲し腰の筋肉をリラックスさせて，骨盤が対称的になるように整え，肋骨と骨盤の間を拡げて体幹下部（腹部）の筋肉が働きやすい長さになるようにします．

写真3-49：お尻の筋肉など骨盤周囲の筋肉が働きやすい長さになるように整えながら，股・膝・足関節の運動性を引き出し，支えやすいお尻や足を準備します．

写真3-50：カーブの凸側を下にすることで重力の働きを利用しながら，側弯変形を修正していきます．右側臥位で両上肢を少し前に出して対称的に保持し，右肋骨膨隆部から呼吸に合わせて肋骨を上下方向に動かし，横隔膜など体幹の筋肉の活動を活性化させつつ胸椎の動きを引き出します．

写真3-51：背臥位⇔右側臥位の重心移動の中で体を支える支持面を変化させ，少しずつ上肢の運動性とそれに伴う肩甲帯や上部胸郭の運動性を促します．このようにまず臥位の中で，座位姿勢に向けての準備をします．

・座位でのプログラム

写真3-52：肋骨と骨盤の距離を保ち，体幹下部の筋肉が働きやすい状態にしたま

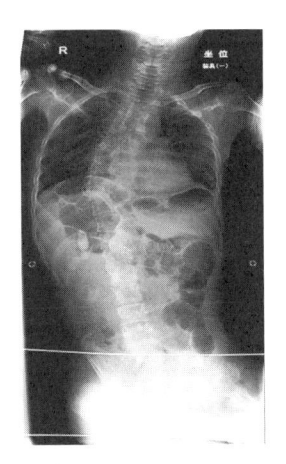

写真3-45

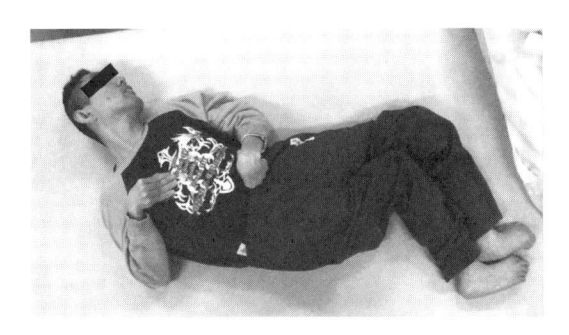

写真3-46

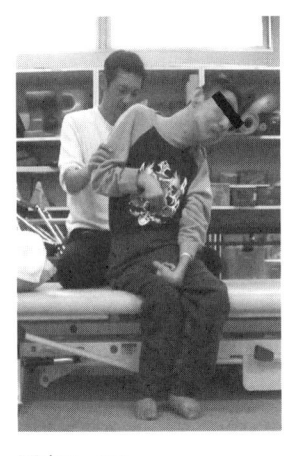

写真3-47

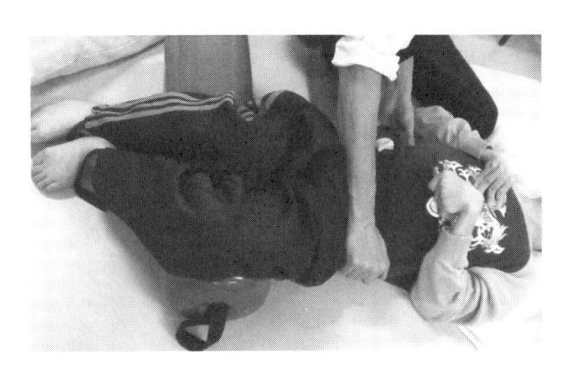

写真3-48

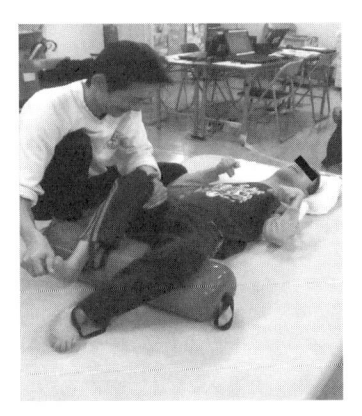

写真3-49

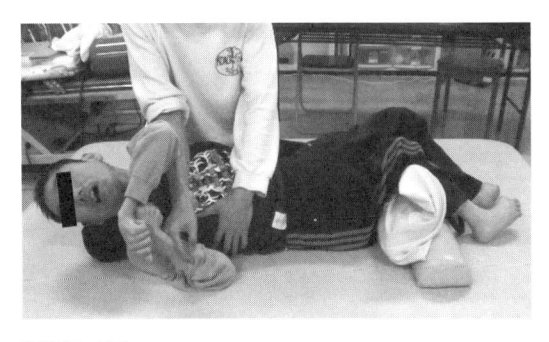

写真3-50

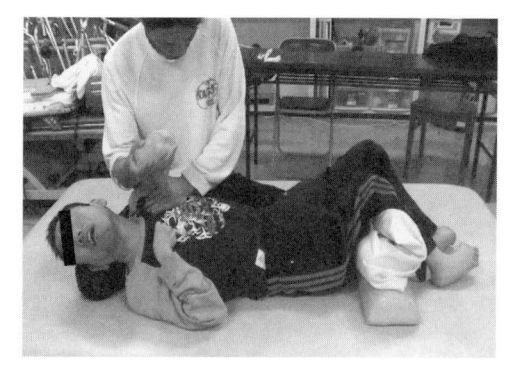

写真3-51

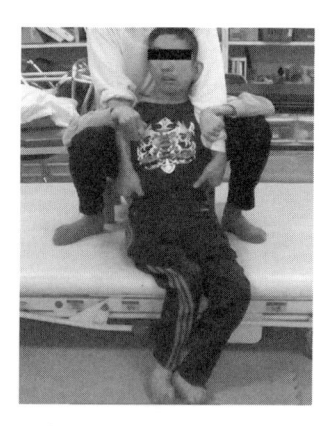

写真3-52

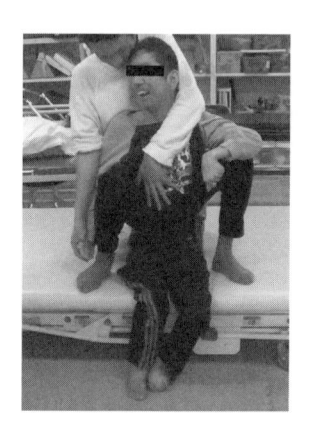

写真3-53

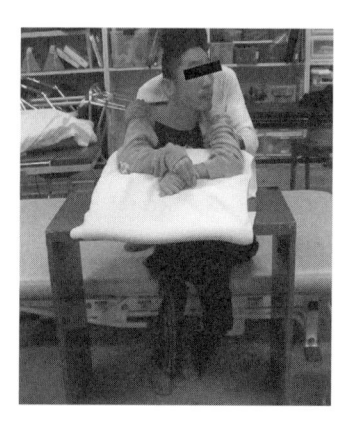

写真3-54

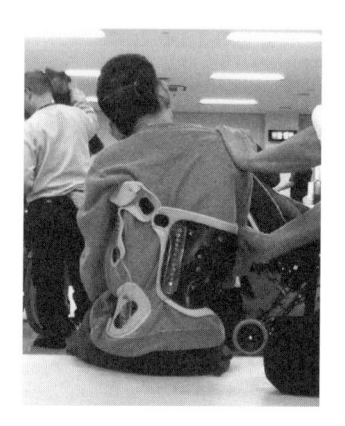

写真3-55

ま，少しずつ座位姿勢にしていきます．体幹が崩れないように助けながら左右前後に重心移動の刺激を注意深く加えながら，左右対称的にお尻で体重を支えられるように促します．

　写真3-53：体が崩れにくくなれば，少しずつ体を前方に起こして足で支えるようにします．頭の動きに合わせて，前方や側方への重心移動とともに，上肢を前側方へ大きく伸ばすように誘導します．

　写真3-54：上肢がリラックスし伸びやすくなれば，前もたれでの座位をとります．前もたれ座位で頭を上げたり手を使うことは，体幹を支える筋肉の活動性を高めます．

・日常管理

　写真3-55：本事例では日常の姿勢管理として，動的脊柱装具「プレーリーくん」を利用します．「プレーリーくん」は，本人の自発的な動きを最大限に引き出しつつ体幹を真っ直ぐ保持できるため，理学療法の効果が持続しやすくなります．

　このようにして，理学療法の効果の蓄積と日常での姿勢管理，さらに自発的な活動の増加が，脊柱側弯変形の進行予防につながります．

[松井　吉裕]

5．コメディカル活動：作業療法（OT）

　作業療法（OT）では，基本的な姿勢や運動能力を日常生活場面に応用し，遊び，食事，着替え，トイレ，入浴など，必要とされる具体的な生活動作がうまくできるようになる，介助がしやすくなるように取り組みます．子どもがしている生活動作を具体的にやってみながら，どのようにしているか，できているところ，うまくいかないところを見つけだします．できるだけ少ない介助で適切な動きを誘導し，自分でできるよう徐々に介助を減らし，自然に覚えるようにしていきます．好きな遊びや毎日の生活でしている動作を無理なく，容易に続けていけるように，使う道具や立位台，椅子，机，補装具なども子どもに応じて工夫します．

[小学校1年生の痙直型両麻痺のお子さんへの作業療法]

　字を書くときに頭や姿勢が傾いてしまい，文字がうまく書けないという相談がありました．

　写真3-56：作業療法室には，クラッチで装具を履き歩いて来られます．装具を履いていても踵がつかず，両腕と手の支えにかなり頼って歩いています．

　写真3-57：椅子座位で実際に書いてもらうと，下肢全体が緊張して屈曲し，椅子の座面にしっかり座れず，今にも椅子から落ちそうな姿勢でした．不安定で緊張した座位で手を使うため，肩に力が入り，鉛筆を強く握ってしまいます．そのため，手首や指をうまく動かすことが難しい様子でした．

　写真3-58：遊びや書く練習をする前に，座位でセラピストが助けながら，足首の緊張を緩め，足底全体で体重を支えやすくする準備をします．お尻や太もも全体で座り，体を伸ばした姿勢で手が使えるようにバランスを練習します．お尻と両足底部から成る体重支持面上のバランスがとりやすくなると，肩の力が抜け，楽に手を使う動きができるようになりました．

　写真3-59：踵がついた足で体重を支え，体全体を伸ばした立位で，手の使い方を練習します．日ごろから杖を握りしめて歩行しているので，物を握ると腕全体に力が入りやすくなっています．そのため，立位で楽に手を伸ばし持ち上げる動きと遊びができる環境設定を行い，腕と手指の操作がうまくできる経験を促します．

　写真3-60：体が伸ばしやすい立位設定の中で，手の緊張を緩めて，手首や指が楽に動かせるように誘導します．はじめは，ぎこちなく使っていた道具を，なめらかに回すことができるようになりました．このような手の動きは，鉛筆やスプーンをうまく使える手の動きにつながります．

　写真3-61：また，右の利き手の動きだけでなく，左手で物を押さえたり，持ち上げたりすることを誘導します．生活動作に必要な両手の交互の動作を経験してもらいます．頭もまっすぐになり，手元に集中して見ながら，難しい操作にも挑戦しようとしています．

　写真3-62：難しい操作でがんばりすぎないように，セラピストは少しだけ助けながら，両手を同時に交互に使えるよう誘導します．子どもが上手に手先を使えると，自然に体も伸びて肩や腕も軽くなってきます．

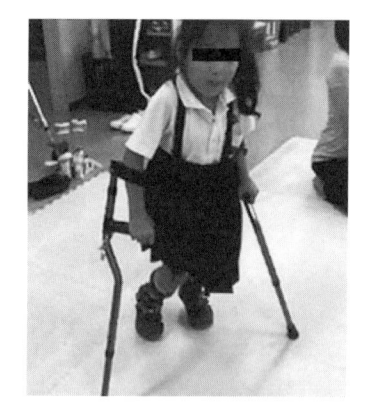

写真3-56

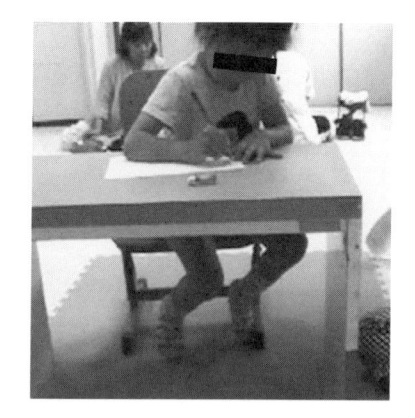

写真3-57

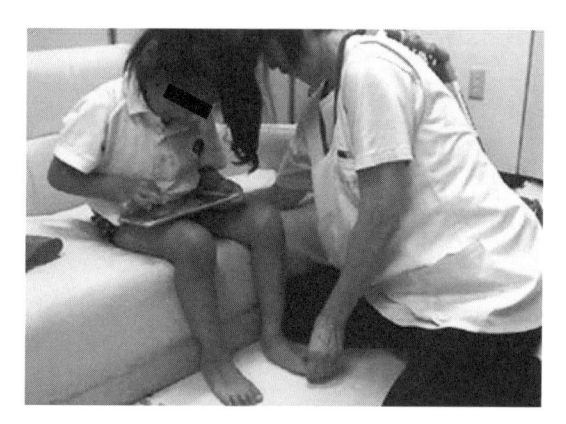

写真3-58

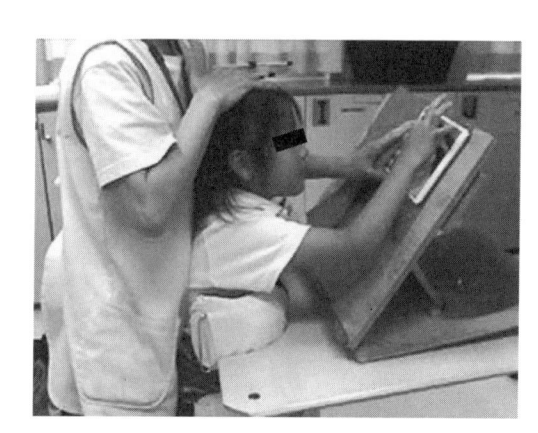

写真3-59

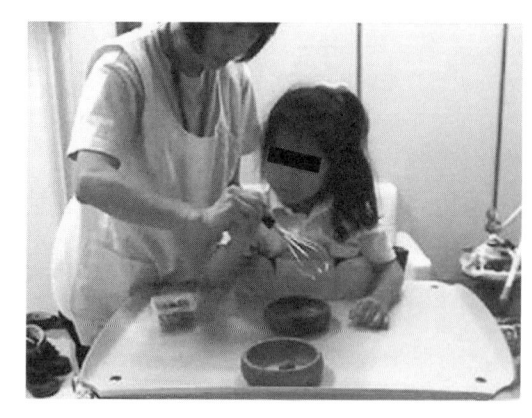

写真3-60

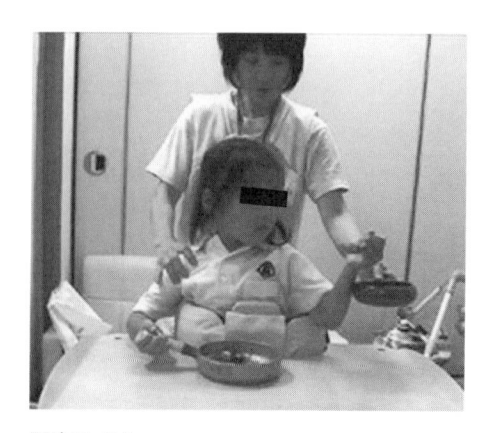

写真3-61

写真3-63：もう一度，椅子に座って同じものを書いてもらい，セラピーのはじめと比べて上手になっていることを子どもと母親に確かめてもらいます．子どもの感想では，手が軽くなって動かしやすくなったそうです．また外見の座位姿勢も変わり，

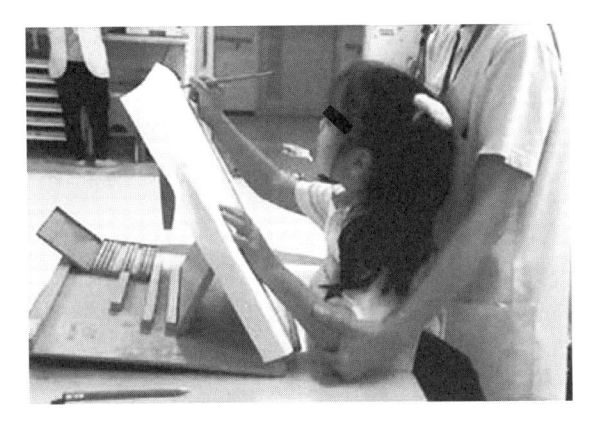

写真3-62

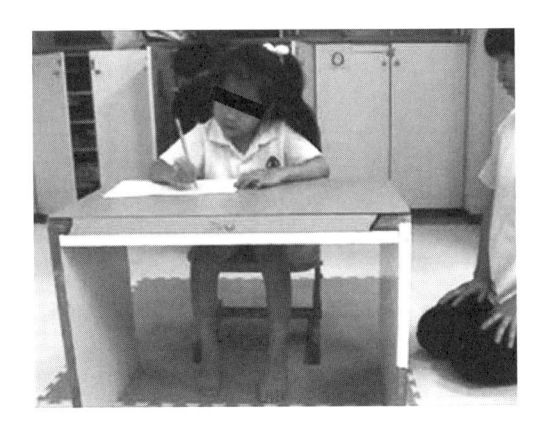

写真3-63

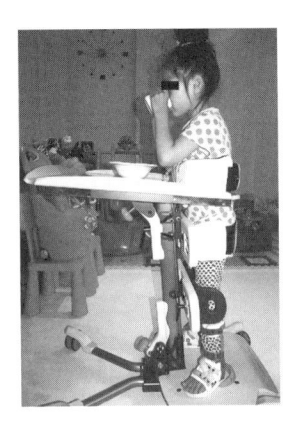

写真3-64

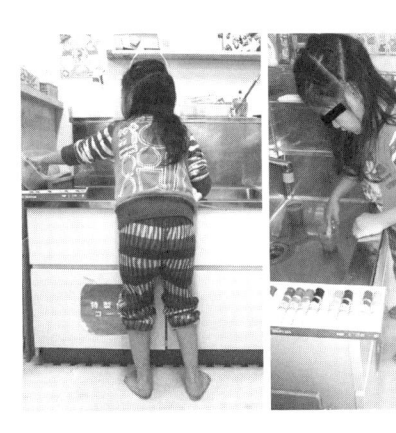

写真3-65

力が抜けて楽そうに書いているのがわかります（写真3-57と比較）．

　写真3-64：このようにセラピー時間内での変化を保護者と確認し，家庭でも立位台を使って，踵をしっかりつけて立つ，両手をうまく使える成功経験を増やすように取り組んでいただきます．

　写真3-65：結果，座位，立位での手の動作が上手になり，家庭でも，自らすすんで立位で手を使う場面が増えたようです．自分から怖がらずに流し台に立ち，両手を使って色水遊びをしている様子がわかります．

　作業療法では，子どもの意欲を尊重し，遊びを通して求められる日常生活動作にチャレンジすることを励まします．将来の自立や社会参加を促すために，幼少期から段階を踏んで少しずつ取り組み続けていくことが大事です．そのためには，家庭でできる方法を具体的に保護者と相談して毎日の生活に取り入れていただきます．たとえ重い障害があったとしても，年齢や本人の自尊心を大切にして，介助の受け入れにも協力する態度や自発性を育てていくようにかかわっていきます．

〔辻　　薫〕

6. コメディカル活動：言語療法（ST）

(1) 口から飲めない食べられない子どもに対するST支援
1) 口から飲み食べての発達

　赤ちゃんはおっぱいを吸いやすい口と咽喉（のど）の構造をもって生まれてきます．鼻から下顎の先端までは短く，喉頭蓋は相対的に高い位置にあるので，まるで息をしながら乳汁を飲み込んでいるかのような乳児嚥下が実現します．口蓋は狭くて高く（哺乳窩），頬は脂肪床が分厚く，上唇は三角形で，哺乳反射に導かれて舌が乳首に絡まると口の中の隙間はなくなり，おっぱいを効率よく搾り飲むことができます．

　離乳が進んでモグモグ運動やカミカミ運動が活発になるにつれ，口蓋は平らに，頬の脂肪床は薄くなり，上唇部は伸びてスプーンの食べ物を上手に取り込むことができます（写真3-66）．離乳初期には哺乳反射が順次消失し，過敏だった嘔吐反射は正常化し，固形物を咀嚼し飲み込むための成熟嚥下を学習していきます．

　この哺乳反射の消失や嘔吐反射の正常化には指しゃぶりや手しゃぶり，おもちゃなどを手当たり次第口へ入れて遊ぶ多様な感覚刺激が役立っているといわれています．胃の形もおっぱいだけの時はとっくり状ですが，離乳が始まるとその形状が大人に近づいていきます．それは離乳食を胃で消化のため貯留する必要からです．

2) ST支援の実際

　口から飲めない・食べられないと哺乳反射の消失は遅れ，嘔吐反射は過敏なままになります．舌は突出して上下の歯の間に留まり，おっぱいを吸う時のチュッチュの動きをずっと続けるので，歯の咬み合わせに影響し，前歯の上下は大きく隙間が開き臼歯だけがかろうじて咬み合う状態となります．加えてスプーンやコップからの取り込みに上唇を使う機会がないため，上唇部は短縮したままとなります．モグモグやカミカミ運動を経験できず，口蓋は狭く高いままとなり，頬の脂肪床は分厚いままとなるので臼歯が生えてくると自分の歯で頬の内側を噛んでしまうことがあります．

　その対策として，口から食べることができない赤ちゃんにも，指しゃぶりや手しゃぶりを援助し，口への感覚刺激の機会を作ります（写真3-67）．

　STは赤ちゃんの口を，指を使って刺激して，反射の改善に取り組みます．口腔ケアをかねて口の中を刺激して，赤ちゃんが自発的にモグモグやカミカミ運動をするよう誘います（写真3-68）．

　歯が生えている子どもはガーゼにくるんだ食べ物を噛み，美味しい唾液を飲み込む練習をします．この時，再嚥下でも咽頭残留がある場合は吸引で咽頭をきれいにします．咽頭クリアは頸部聴診で確認します．

(2) 痙直型脳性麻痺児に対するST支援
1) 摂食・嚥下

　痙直型の子どもは，肩が上がり，首を縮め，常に顔が上を向いている姿勢が多いことが特徴です．顎が後ろへ引かれ，上唇は引きあがり，閉じておくことが困難です．頬や額，口の周りの筋肉が固くなっています．顎や舌の動きが限られ，食物を十分に

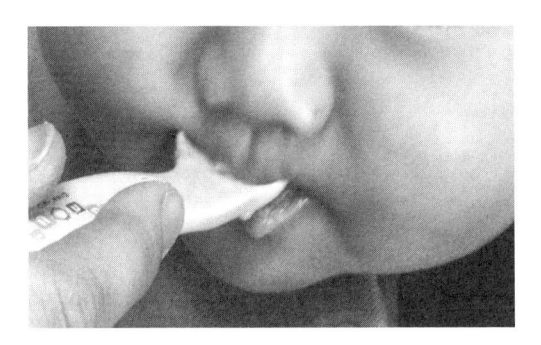

写真3-66

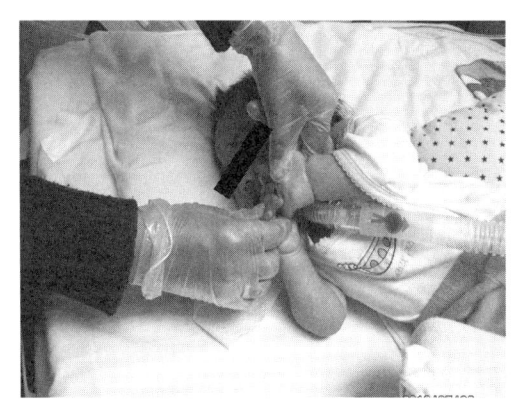

写真3-67

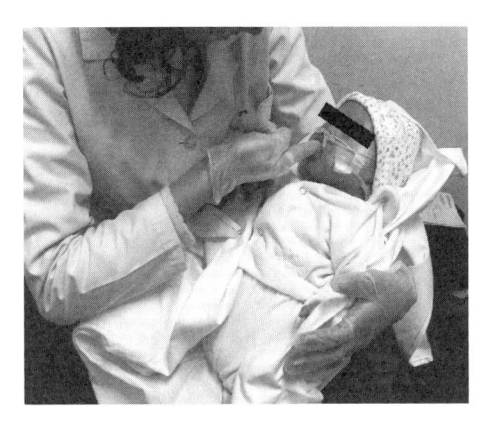

写真3-68

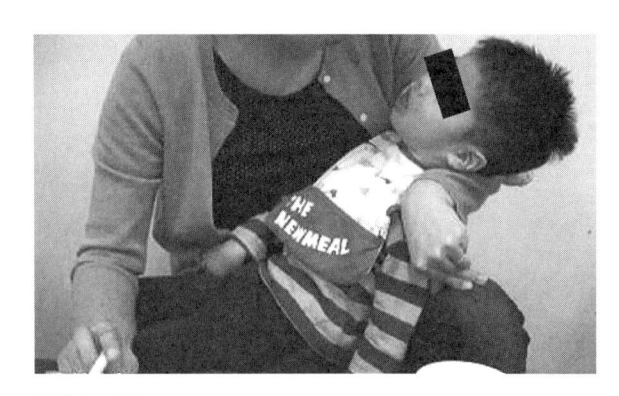

写真3-69

　押しつぶしたり，すりつぶしたり，送り込むことが苦手で，口が開いたまま飲み込もうとするため，食物が喉に流れ込み，飲み込むタイミングが合わずにむせることがあります（写真3-69）．

　まず，体から頭，首の位置関係を整え，顎，舌，唇をそれぞれ別々に動かせるように促します．肩の周りや首を動かして，食事をとりやすい姿勢を準備します．お尻から太ももに体重を乗せるよう，体をまっすぐに起こします．首の後ろを縮めている場合は，十分に引き伸ばします．

　頭や顎のコントロールが不十分な場合には，オーラルコントロールという手技を使い，安定を援助します．人差し指は下唇の下に置き，唇を閉じることを助けます．中指は顎と首の境目に置き，舌の動きを感じとります．頭を安定させて頬や額のマッサージを行い，緊張をほぐします．人差し指と親指で頬をはさみ，前に向かって引き伸ばします．小鼻の両側から，上唇部を揺らしながら降ろし，唇を閉じるように誘導します．舌の付け根付近のマッサージを行い，緊張をほぐしていきます（写真3-70）．

　口の大きな運動を促すために，ガーゼに包んだ弾力のある食物を噛むことで，顎の動きを引き出していきます．

写真3-70

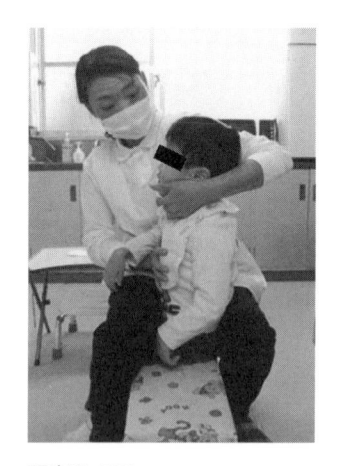

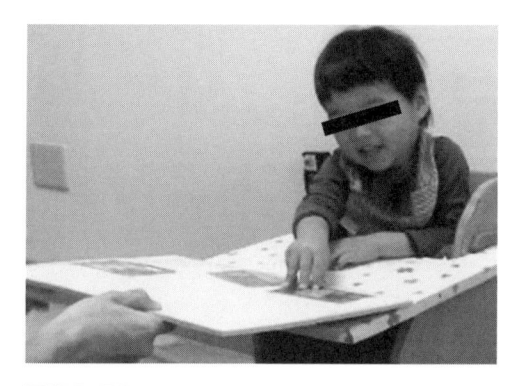

写真3-71

2) 発声・発語

　実体験や見聞学習の経験の不足から，抽象的なことばや概念が育ちにくくなったり，人との関係がとりにくくなることがあります．表出においては，自発運動や反応の動きがわずかなので，周囲の人に気づかれにくく，子どもの自発性が乏しくなることがあります．また胸や口の筋肉が固く，動く範囲が狭いので，声が出にくく会話をすることが難しい場合があります．

　まず脊柱を伸ばし，胸を広げて吸気量を増やし，発声しやすい姿勢を整えます．無理に表出を促すと，体や手足，口に力が入ってしまうので，楽しい雰囲気のなかで子どもが自発的にことばを表出することが大切です．能動性を高めるために写真カードで活動を決める取り組みも有効です．人や物に注目し，周囲の物に対する興味を高めます．わかりやすいことばかけを行い，ことばと事物とを結びつけ，言語理解の発達を促します（写真3-71）．

(3) アテトーゼ型脳性麻痺児

1) 摂食・嚥下

　アテトーゼ型児は，食物を取り込もうとするとそり返りながら頭を後方に押しつけて，過剰に口を開けてしまいます．舌は固く，前後に動き，口からの強い突出がみられます．そのため食物を送り込むことが難しくなります．努力して動かそうとすると舌の突出が強まります（写真3-72）．

　まず，体の筋肉の緊張を整え，対称的な姿勢をとるようにします．体と頭や首の安定を高めて顎，舌，唇の適度な動きを促します．食事の姿勢の準備として，子どもの骨盤を前後からはさんで，胸と後頭部を支え，足底が床につくようにします．顎が上がらないようにして，肩や腕を前に引き出します．子どもの後頭部と胸に手を置き，首の後ろを伸ばして頭を安定させます（写真3-73）．

　オーラルコントロールの手技を使って，小鼻の両側から上唇部を揺らしながら降ろし，唇を閉じるように誘導します．舌が口から突出する場合は顎，唇を閉じ，舌をスプーンの背で下方に押して口の中に収めるようにします．

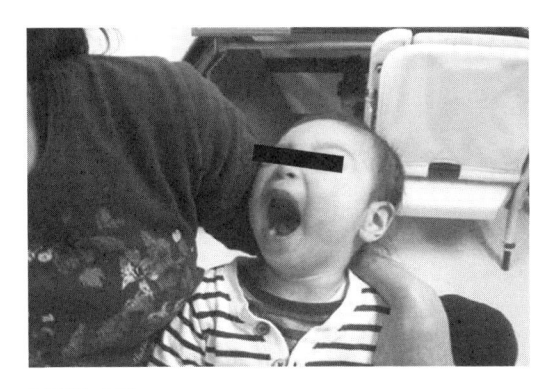

写真3-72

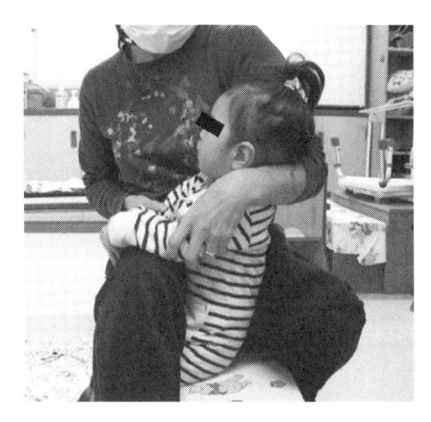

写真3-73

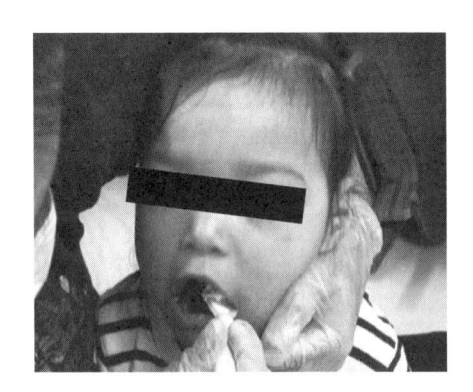

写真3-74

　食物形態については，十分な押しつぶしが困難な段階では，なめらかなペースト状のものから始め，少しずつ水分量を減らしていき，舌でつぶせるくらいの軟らかさの固形へと進めます．トロミ剤を使って食物をまとめることも有効です．食物をやや側方に入れ，顎と唇を閉じるようにすると，口からこぼれずに送り込みやすくなります（写真3-74）．顎や舌が動き過ぎる場合は，顎を安定させて，ガーゼに包んだ弾力性のある食物を臼歯の上に置き，噛むことを援助します．

　水分でムセやすい場合は，トロミをつけるとゆっくり流れ込むので，飲み込むタイミングを合わせることができます．また，ゼリー状にして食べる方法もあります．コップの使用が難しい場合は，チューブがついたボトルを使うこともあります．

　スプーンを噛みこんでしまう場合は，口あたりの軟らかいシリコンや，プラスチックのものが適しています．噛み込みが強い場合は，スプーンが噛み切られないよう，厚さや口への入れ方に注意が必要です．

2）発声・発語

　ことばの理解に比べ，声を出すこと・明瞭に発音することが困難です．筋緊張の変動により声量が安定せず，頭の保持が不安定なため音をつくる口の動きに難しさがあります（写真3-75）．発声の努力により全身の緊張を高めないように課題を工夫する

写真3-75

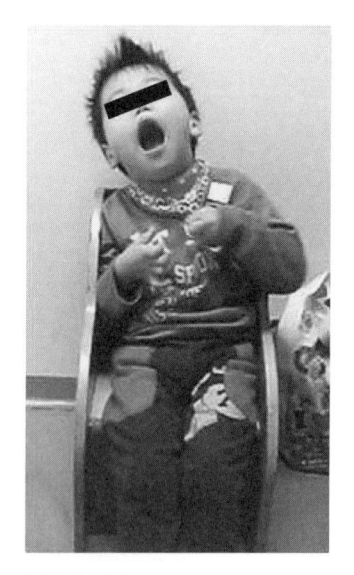

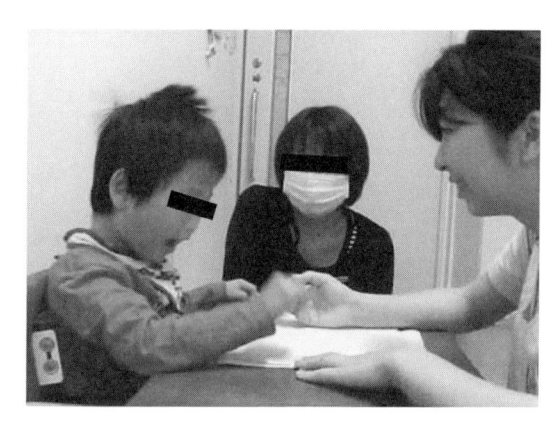

写真3-76

必要があります．

　子どものことばの発達・知的能力・口の運動障がいの状態を考慮して，姿勢の安定を助けながら，口の動き・発声発音を練習し，コミュニケーション手段の獲得を支援します（写真3-76）．

[参考文献]
　1）金子芳洋編：食べる機能の障害：その考え方とリハビリテーション．医歯薬出版，1987．

[中澤　優子・山本　典子・松川　達也・半田　早織]

7．コメディカル活動：訪問リハビリテーション

　理学療法士や作業療法士，言語聴覚士が自宅へ訪問し，生活に根ざしたリハビリを行います．新生児病院から退院した生後間もない乳児や，重度の障害のために外来リハビリや地域の施設に通えない子どもに対して訪問リハビリは有効な手段となります．

　重度の障害のある子どもに関しては，健康の維持や生命維持機能を高めるために，安定した呼吸を促すリハビリや呼吸状態が安定する日常姿勢設定（ポジショニング）などを実施します．また，養育している保護者や介護者からの相談を受け，介助方法や環境面での助言，調整を行い，育児に対する不安や悩みに対してもサポートします．

[症例：ダウン症と脳性麻痺のある10歳男児（Aくん）]

　全身状態の悪化から幼時期に気管切開，喉頭離断術を施行し，その後，在宅人工呼吸器管理となりました．体の緊張は低いものの全身突っ張るように力が入りやすく，自分からはうまく動き出せません．体がリラックスできると，背臥位であれば頭を少し動かすことができます．股関節が曲げにくいので，上体を起こし，座ることは日常

写真3-77

写真3-78

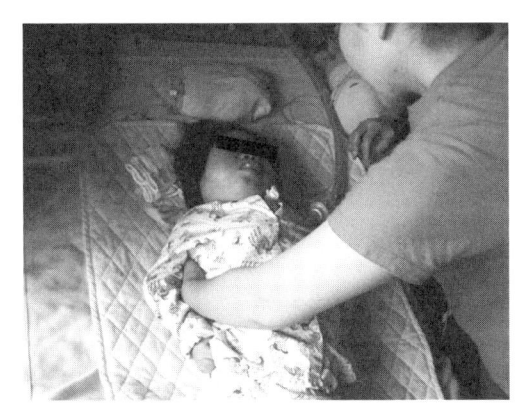

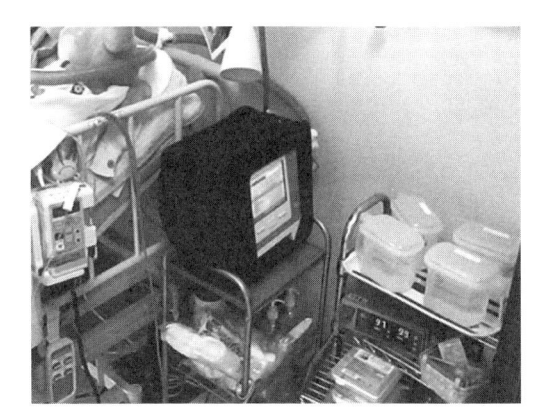

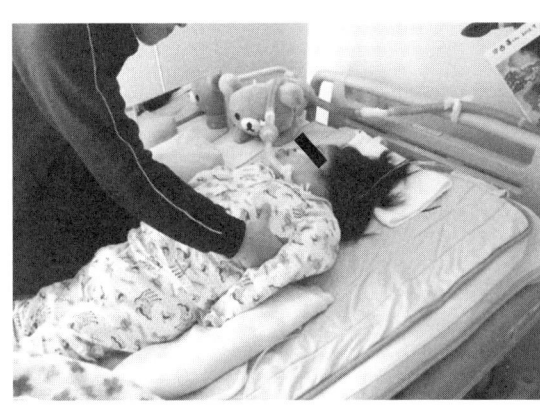

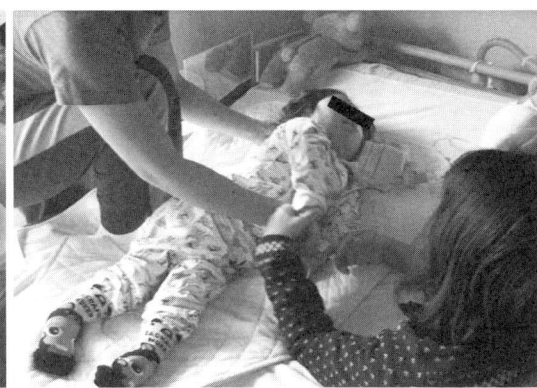

写真3-79

的には行っていません.
①援助内容

　日常的に人工呼吸器を使い,頻回に痰の吸引が必要です.また,体が大きくなるにつれ,抱き上げて車椅子に乗せる介助も大変で,外出も容易ではありません.体の緊張を高め,足を突っ張ってしまうので,体が硬くなり,椅子に座ることや,おむつ替えなどが難しくなってきています.1日の中で注入栄養や浣腸,頻回な吸引などの医療的ケアの時間が生活の大半を占めるため,快適で安定した姿勢がとれる時間の長いことが,生活の質の向上や母親の介助負担軽減につながります.

　自宅へ伺ったら,母親にAくんの最近の様子を伺います.その情報と併せて訪問時のバイタルサインを確認します.顔色や呼吸の様子,体の硬さなども評価します(写真3-77).人工呼吸器やSPO_2モニターの数値は大事な指標となります(写真3-78).

　まずはじめに,体を動かしたり姿勢を変えたりして,楽に呼吸ができるように援助します(写真3-79).全身の柔軟性が改善され,胸郭の運動が拡大し,大きく息ができると,痰を出しやすくなります.仰向け,横向きや半分傾いた横向きなどベッドの上で姿勢を変えることも,呼吸運動を促し,痰を出すのに有用です.

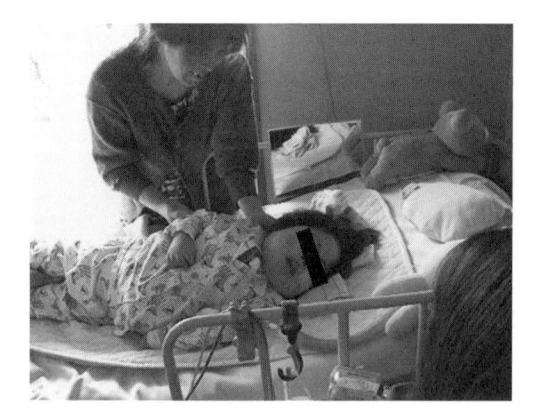

写真3-80

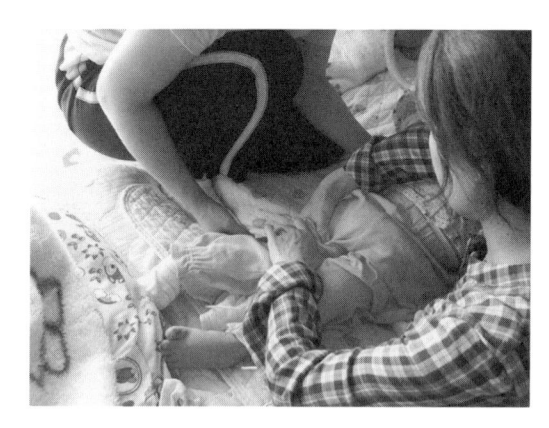

写真3-81

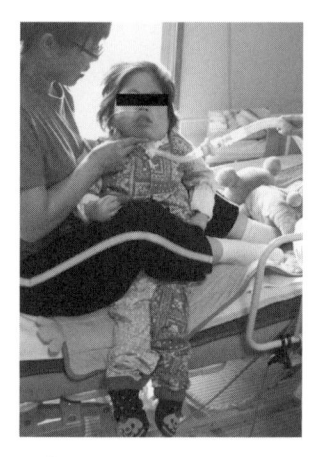

写真3-82

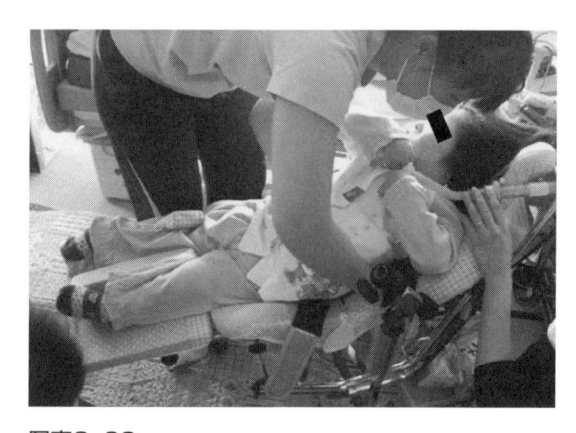

写真3-83

　　　横向きへの体の動かし方を母親へ伝達しています（写真3-80）．横向きは，口から唾液や痰を出すときに必要な姿勢です．更衣や浣腸においても日常で頻回に行われるので，このような姿勢変換がAくんも介助者も楽に行えるように，安全な介助方法を確認していきます．

　　　両下肢の動きと股関節を広げる（開排する）体操を行っています．無理に動かすと骨折の危険もあるので，足の支え方や動かす方向，強さなどを母親に直接伝達します（写真3-81）．股が開き曲げやすくなることは，おむつ替えがしやすくなること，座りやすくなることにつながります．

　　　成長とともに，乳幼児期に比べて，体を大きく動かされる機会が少なくなります．そのため体の硬さが増し，体重が重くなり，その結果自分で動くことが難しくなります．頭部と上体を起こしていく大きな姿勢変換は，心肺機能への影響を考慮する必要があります．呼吸状態の変化や胃内容物の逆流などの安全性を確認しながら，運動発達や，呼吸運動を促したりしています（写真3-82）．

　　　次に，車椅子の設定を行います（写真3-83）．成長や緊張の度合いによって，体に

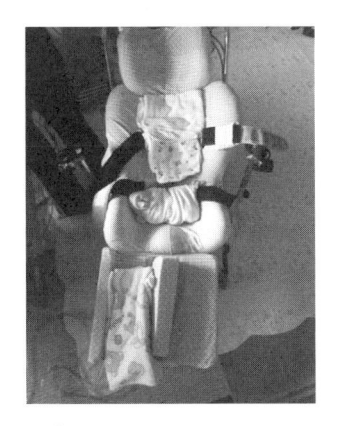

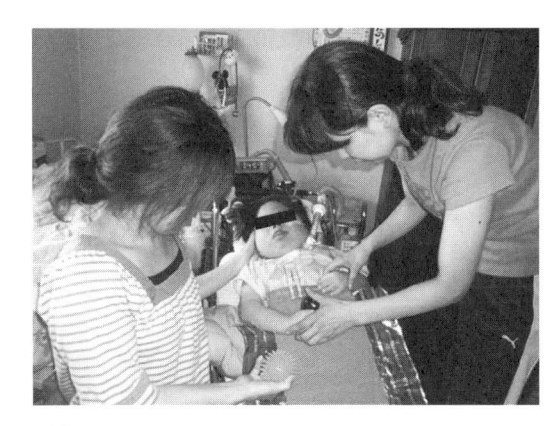

写真3-84　　　　　　　　　写真3-85

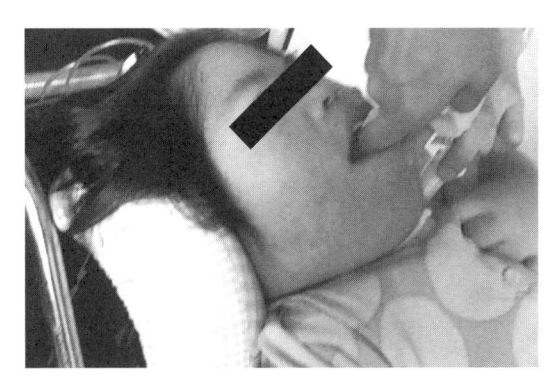

写真3-86

合わない場合は，タオルなどで調整を行います（写真3-84）．

　車椅子は，病院の受診時に必ず使用するため，定期的にチェックをする必要があります．ベッドから車椅子への移乗は，介助を安全に行うためにいったん呼吸器やモニターのコードを外して行います．移乗後すぐに装着できる体制が必要となるため，おもに人手のある訪問時に行います．またリクライニング付きの車椅子は，次に示すように傾斜座位を保持する装具としても在宅では有用です．

　車椅子に乗って手を使って遊んでいるところです．体に合った車椅子では，頭が安定し見たいほうに目を向けやすくなります．手も前に出やすくなるので，両手を使って遊ぶなどいろんな活動に挑戦しています（写真3-85）．

　車椅子で口腔ケアをしているところです（写真3-86）．ベッドでは，頭が反ってしまい，唾液を飲み込みにくいのですが，車椅子では姿勢が安定し，リクライニングの傾斜が調整できるので，嚥下しやすい姿勢となります．母親はしっかり口腔ケアをしてあげられるようになったと喜ばれています．口周りの皮膚や筋肉のマッサージなども嚥下を促すのに有用です．口の機能を高めることは，頭や首のコントロールにつながり，全身の緊張状態も整いやすくなります．

　最後は，再度ベッドへ戻り，最終的なバイタルサインを確認し終了します．

このように訪問リハビリでは，子どもの健康を軸に，子どもが子どもらしく家族の一員として生活できるよう発達を援助します．在宅での生活を余儀なくされており，社会的な参加も制限されやすいので，セラピストは，かかわりを持つ立場として，年齢相応の対応を心掛ける必要があります．

　ほかにも，訪問リハビリを利用される方の中で，学童期では，成長に伴い日常生活動作の見直しや生活の自立に向けた取り組み，あるいは介助量軽減に対しての取り組みなどを行います．移乗や移動，入浴や排泄など課題は多岐に渡ります．実際に生活している場面から評価し，その場で練習もできるので，より適切で具体的な援助が可能となります．

　さらに，成人および高齢者の脳性麻痺者では，二次障害の予防や緩和，機能維持のための支援を生活の中で行います．同じ動作を生活の中で繰り返し行うことで痛みが出てくることもあります．痛みを誘発する動作をがんばり過ぎない工夫や，緩和できる介助方法の伝達，かかりつけ医療機関への受診のタイミングと仲介等が求められることになります．

〔出口　奈和〕

4章 小児科

　重症児では，てんかん，栄養，摂食，呼吸などに関して小児科医の関与が必要です．呼吸器障害に対しては呼吸器リハビリテーション指示，さらに進めば各種呼吸器の導入も行われます．嚥下については，VF検査などの結果で各種経管栄養とその管理が実施されます．

[1] 脳性麻痺児の呼吸障害

　脳性麻痺，とくに重症心身障害児者の呼吸に関連する問題は非常に多岐に及びますが，ここではその代表的な状態とその原因や対応について説明します．
　まず，みなさんがよく経験されるように彼らはよく"ゼーゼー"し"ゼロゼロ・ゴロゴロ"します．この原因について考えたあと，拘束性換気障害による肺胞低換気，気管切開，人工呼吸器について述べていきたいと思います．

1．なぜ"ゼーゼー"するのか

　ひとくちに"ゼーゼー"といっても，「息を吸うときに"ゼーゼー"する」「息を吐くときに"ゼーゼー"する」の2通りがあります．さらに，「覚醒時の"ゼーゼー"」「睡眠時の"ゼーゼー"」に分かれます．すなわち，

	息を吸うとき	息を吐くとき
睡眠時	A	C
覚醒時	B	D

の4通りの"ゼーゼー"が存在します．このA～Dに分類することで，大まかな原因とその対応策が決まってくるのです．
　なお，この"ゼーゼー"は耳で聞こえる場合がほとんどですが，音が小さい場合は頸部を聴診するとよりはっきりします（図4-1）．

(1) A：睡眠時の息を吸うときの"ゼーゼー"
　このパターンの原因の代表は舌根沈下です（図4-2）．
　舌は見えている部分はごく一部で，実は大きな筋肉の塊なのです．よって，仰向けに寝るとしっかりと気道周囲の筋肉で舌の重力を支えなければなりません．しかし，筋力の低下している脳性麻痺児は支えきれずに舌が重力で下がって（沈下して）気道

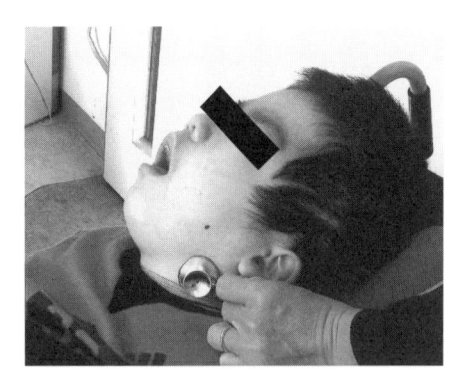

図4-1 頸部の聴診
頸部を聴診すると気道の狭窄・閉塞がよくわかる．

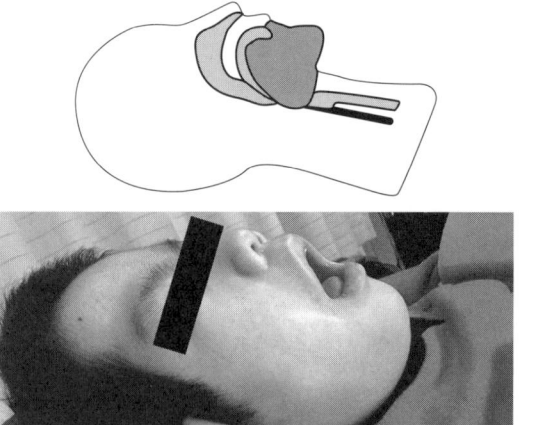

図4-2 舌根沈下
舌は大きな筋肉の塊で，重力で下がると気道を狭窄・閉塞してしまう．

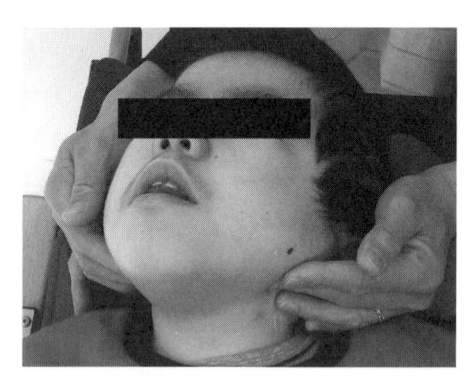

図4-3 下顎挙上
舌根沈下の診断に有用．

が狭窄し，その結果狭い気道を空気が通るために"ゼーゼー"と狭窄音がします．

　生まれつき顎が小さかったり，扁桃腺が大きいと元々の気道のスペースが狭くなり，舌根沈下はより起こりやすくなります．

　ここで重要なことは，"ゼーゼー"聞こえている間は狭いながらもまだ気道に空気は流れているということで，完全に閉塞すると"ゼーゼー"は消えて無音になります．このときも息を吸う努力は継続されるので，苦しそうに胸やお腹だけがペコペコ動いているのです．「手で顎を持ち上げると"ゼーゼー"が消えるかどうか？」で，簡単に舌根沈下の診断ができます（図4-3）．

　単純な舌根沈下であれば下顎の挙上で気道閉塞は解除されますが，そうでなければ"ゼーゼー"は消えないので容易に区別できます．

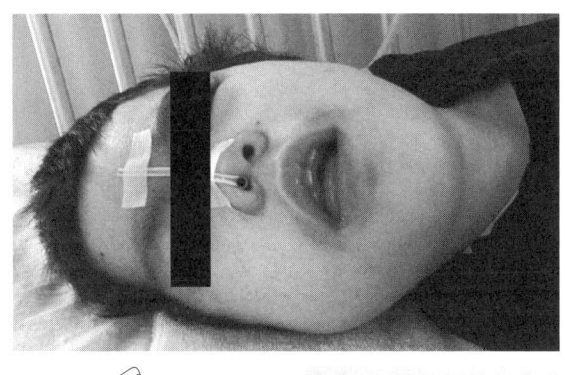

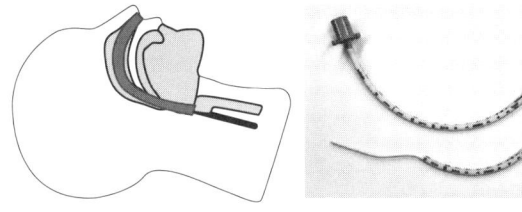

図4-4 鼻エアウェイ
気管チューブを必要な長さにカットして使用. 舌根部を越えるように挿入する.

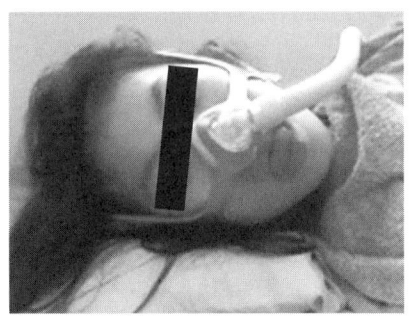

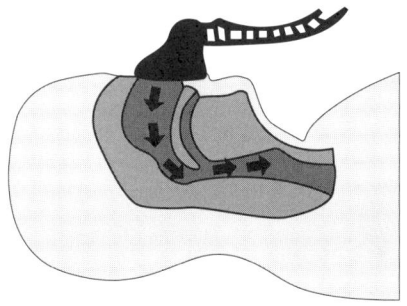

図4-5 CPAP (continuous positive airway pressure) 療法
空気を送り込み圧力で舌根を持ちあげている.

1) 舌根沈下の対応

①姿勢コントロール（下顎・全身）

重力で舌が沈下しているので，腹臥位は確実に有効です．腹臥位が難しいケースでは側臥位でもある程度有効でしょう．

②鼻エアウェイ（図4-4）

舌根で狭窄しているところまで鼻からチューブを入れて空気の通り道を確保します．チューブを嫌がったり，分泌物が増加するケースでは別の方法を考えた方がよいでしょう．

③CPAP療法（図4-5）

CPAP（シーパップ）療法．機器を用いて鼻マスク等を通じて持続的に陽圧を加え

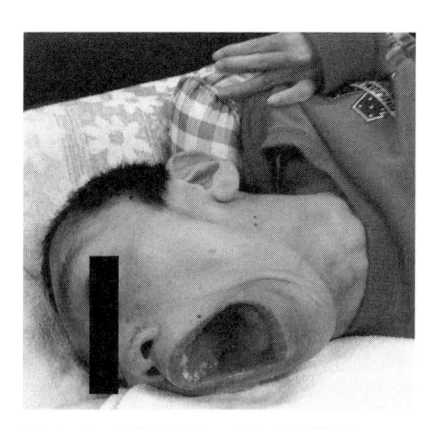

図4-6　緊張亢進による舌根後退 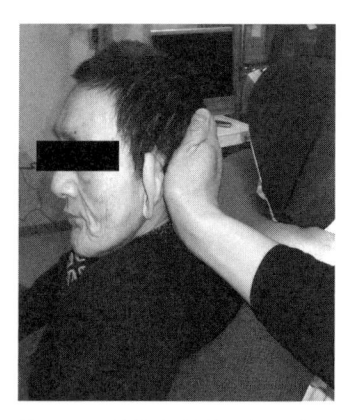　　　図4-7　頭部を前方へ押し出して頚部の過伸展を防ぐ

ます．空気を送り込んでその圧で舌を浮かせて気道を確保します．
④その他
　どうしても管理が困難な場合は気管切開を考慮することもあります．

(2) B：覚醒時の息を吸うときの"ゼーゼー"

　このパターンの代表は筋緊張亢進による舌根の後退です．大抵の場合，睡眠時は逆に"ゼーゼー"が消失して静かになります．普段から筋緊張が亢進しているタイプの児に多く，さらに緊張が亢進すると，開口して下顎が後ろに引き込まれ（後退し），頚部が過伸展し気道が狭窄します（図4-6）．
　多くは感情表現に伴っているために対応が難しいことが多く，さらに気道狭窄による呼吸困難感からさらに緊張が亢進する，という悪循環に陥ることもあります．

1）舌根後退の対応
①緊張緩和・リラックス
　どうしても難しい場合は臨時に鎮静剤（セルシンなど）を使用することもあります．
②姿勢コントロール
　とくに頭部を前方に押し出して頚部の過伸展を是正することで改善する場合があります（図4-7）．

(3) C・D：息を吐くときの"ゼーゼー"

　息を吐くときの"ゼーゼー"は睡眠・覚醒にあまり関連がありません．代表的な原因は，「気管軟化症」「喘息」です．吸うときの"ゼーゼー"の原因が上気道（のど）の狭窄であるのに対して，吐くときの"ゼーゼー"は下気道（気管支）の狭窄で生じます．
　気管は軟骨と薄い筋肉で構成されていますが，その構造がもろくなり息を吐く時に気道の内腔を保持できずに狭窄してしまうのが気管軟化症です（図4-8）．喘息は，気道粘膜の炎症によって肥厚することで気道の内腔が狭くなります．いずれも聴診や触診によって"ゼーゼー"していることは容易にわかりますが，気管軟化症の診断に

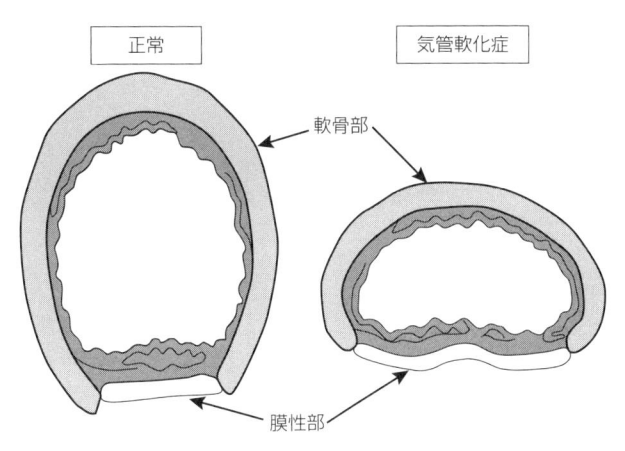

図4-8 気管の断面図
気管軟化症では断面が扁平化している．

は気管支鏡が必要になります．

　喘息に関しては，喘息の治療（気管支拡張剤の吸入など），で"ゼーゼー"が改善するかどうかが参考になります．

1）対応

　気管軟化症の対応は症例ごとに検討することになりますが，人工呼吸器に接続して気道内圧を常に陽圧にして広げる方法が有効な場合もあります．

2．なぜ"ゼロゼロ・ゴロゴロ"するのか

　"ゼロゼロ・ゴロゴロ"するというのは，のどで「唾液」「鼻水」「痰」などが貯留している状態で聞かれる音です．これらのものは嚥下されて食道から胃へ送り込まれるか，あるいは咳によって口から外へ吐き出されるのが通常です．すなわち，この"ゼロゼロ・ゴロゴロ"の根本的な原因は，

A	咳の力の低下
B	嚥下障害

ということになります．

(1) A：咳の力の低下

　ここでは，咳の力の低下によって，のど元でからんだ痰がなかなか切れずに長い間"ゼロゼロ・ゴロゴロ"している状態について考えてみます．

　有効な咳は，痰を気管の壁から引き剥がして口まで引っ張り上げます．咳の力（エネルギー）は，咳込むときの呼気の流速に比例します．すなわち，

①いっぱい空気を吸い込んで（肺活量が維持され），

②のどをいったん締めて胸に空気を溜めこんで圧縮し（喉頭機能が維持され），

③一気に咳込む（腹筋などの呼気筋力が維持される）こと，

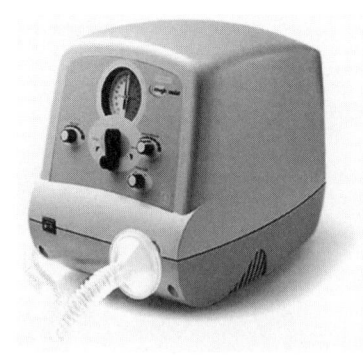

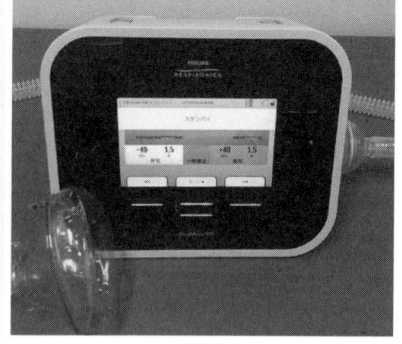

CA-3000　　　　　　　　　　　　　　E70

図4-9　カフアシスト

で速い呼気流速が生まれます．これら一連の3つの作業のどれかが不十分になり咳の力が低下すると，痰を外に出せなくなります．

　脳性麻痺児では，胸郭の変形・拘縮によって肺活量が低下していることが多く，また自分の意思で深呼吸することが困難な場合が多いため，咳の必要条件である十分な吸気ができずに咳の力が低下しているケースが非常に多いと思われます．普段の状態ならまだしも，風邪をひくと痰の量が増えてさらに粘調になるために痰詰まり（無気肺）を起こしやすくなります．

1）対応：機器を使用した排痰補助

　ここではハンドリング以外の機器による排痰補助を紹介します．咳の力が低下した脳性麻痺児に，咳の補助をする器械を使用して有効に排痰する方法があります．

①MI-E/MAC

　MI-E（mechanical in-exsufflator）やMAC（mechanically assisted coughing）と呼ばれる器械で，フィリップス・レスピロニクス社のカフアシスト（図4-9）が代表機種です．気道に陽圧を加えた後に急速に陰圧に転換することによって気道内の痰を喀出させる器械です．以前より筋ジストロフィー等の患者さんでは必須の器械でしたが，ついに在宅人工呼吸療法との併用で2010年4月から保険適応となり2012年4月からは対象疾患が脳性麻痺や脊髄損傷にも拡大されました．フェイスマスクを用いて，あるいは気管切開の場合は直接気管カニューレに接続して使用します（図4-10）．2014年には自発呼吸を感知し，それに同調させて吸気を送り込む機能が付いたカフアシストの新機種（E70）が登場し，脳性麻痺児への適応が広がりました．

②肺内パーカッションベンチレーター（IPV）

　肺内パーカッションベンチレーター（intrapulmonary percussive ventilator: IPV，パーカッショネア・ジャパン社）は高頻度振幅換気（約60～300サイクル／分）にエアロゾルの加湿効果も加わって痰を気道壁から剥がして移動させ排痰を補助する器械です．脳性麻痺児の排痰補助として有効に使用できます（図4-11）．パーカッションで痰を末梢から中枢気道へ移動させた後にMI-Eで最終的に排痰するという方法も大変有効です．

　気管切開の児にパーカッションを実施するときは，カニューレの振動で気管の粘膜

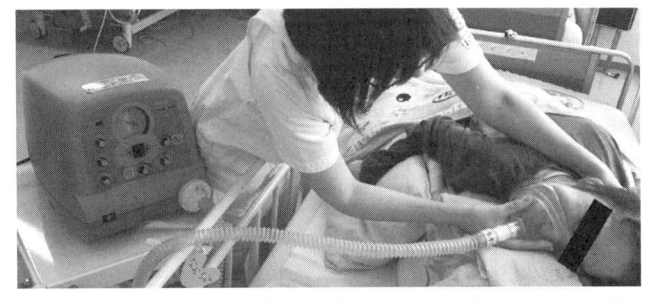

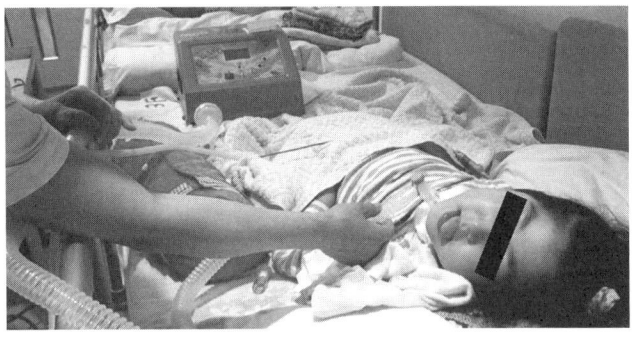

図4-10　MI-Eを用いた排痰
フェイスマスクでの使用（上）と気管切開での使用（下）

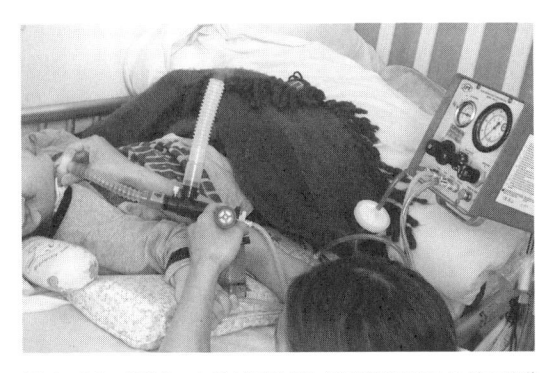

図4-11　IPVによる排痰補助（気管切開での使用例）

損傷をきたす場合があるので注意が必要です．
③RTXレスピレータ（陽・陰圧体外式人工呼吸器）
　体にキュイラスと呼ばれるフードを取り付けて使用する体外式人工呼吸器で，体に振動（バイブレーション）を与えて排痰補助に使用することができます．とくに脳性麻痺児で，顔面の知覚過敏がありMI-EやIPVのマスクフィットを嫌がるケースではよい適応です（図4-12）．

(2) B：嚥下障害
　唾液は成人で1日1.5〜2Lも分泌されます．また鼻水も通常仰向けに寝た状態では

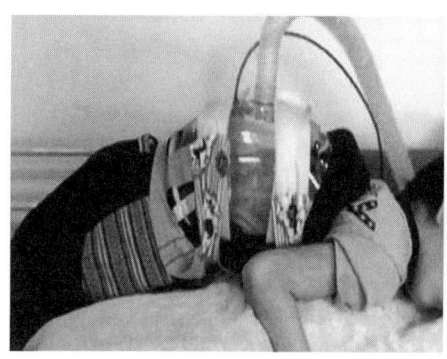

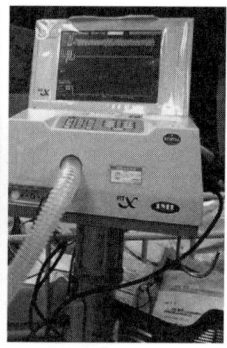

図4-12　RTXを使用した排痰補助（腹臥位での使用）
胸にキュイラスと呼ばれるフードを装着する．

後ろに流れます．これらが適切に嚥下されて食道へ送り込まれないと咽頭部に溜まって"ゼロゼロ・ゴロゴロ"する原因になります．また飲みこまれずに気管に誤嚥してしまうと誤嚥性肺炎の原因になるのです．

1）対応
①適切な吸引
②痰が粘調な場合は吸入で粘度を下げ痰を移動しやすくする
③体位の工夫によるドレナージは重要です

　寝たきりの状態でこのような"ゼロゼロ・ゴロゴロ"が長期に続くと，背中側の肺が慢性的に炎症を起こしたり，痰詰まり状態（無気肺）になることがよくあります．日常的には酸素飽和度（サーチレーション）の低下を伴う場合が多く，胸部CTで診断可能です．このようなケースでは姿勢管理，とくに腹臥位にすると重力の影響で痰の移動効果（ドレナージ）が期待できます．
　長期に渡って背側に存在していた無気肺が腹臥位＋カフアシスト，IPVで改善したケースを多く経験しています（図4-13）．

3．拘束性換気障害による肺胞低換気

　脳性麻痺児は胸郭の変形・側弯・関節拘縮に協調運動障害も加わって胸の拡がりが制限されること（拘束性換気障害）で肺での換気量が低下します．評価としては，肺活量が測定できればよいのですが難しい場合が多く，1回換気量（tidal volume: TV）と血中CO_2分圧を用います．
　TVはハロースケールにマスクを装着して簡単に測定することができます（図4-14）．緊張によってTVにばらつきがあるので，できるだけ平穏な状態で5～10回連続して測定して平均値で評価するとよいでしょう．
　分時換気量の評価としては血中CO_2分圧が有用です．わざわざ痛い採血をしなくても呼気終末CO_2分圧測定（図4-15）や経皮CO_2分圧測定（図4-16）で十分代用できます．

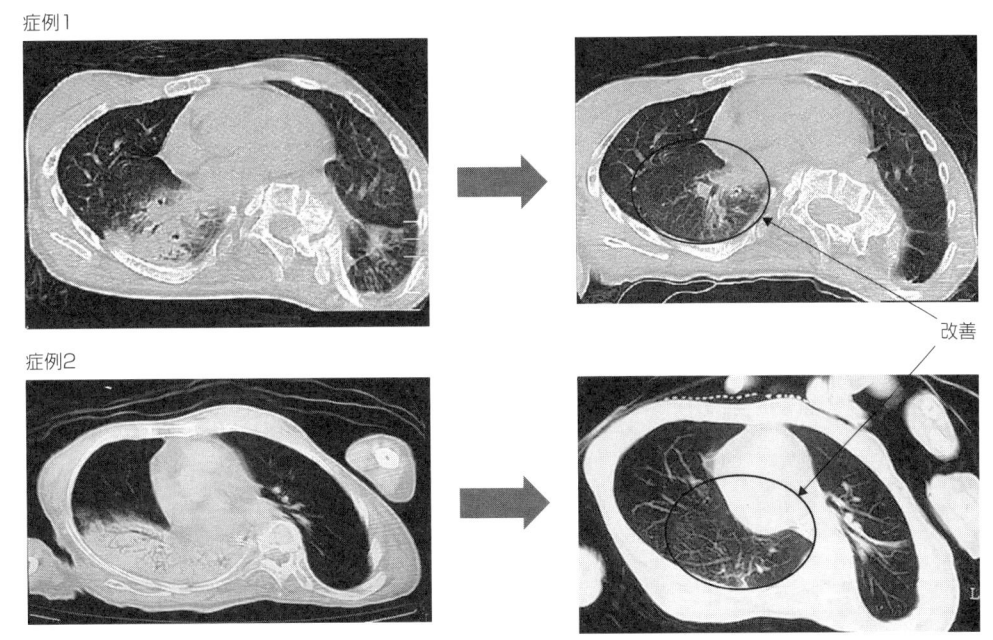

図4-13 腹臥位に加えてカフアシスト（症例1），IPV（症例2）で慢性的な背側無気肺が改善した例の胸部CT

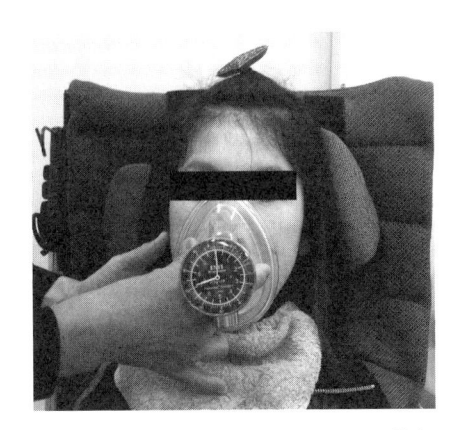

図4-14 ハロースケールを用いた換気量の測定

　口呼吸がおもな児に鼻カニューレで呼気終末CO_2分圧を測定すると見かけ上低くでるのでその評価には注意が必要です．TVが非常に小さい児も同様です．そういうケースでは経皮CO_2分圧のほうがより信頼性が高いでしょう．多くの児は少ないTVでも呼吸数を多くして分時換気量が保たれるよう補っているので，ある程度以上進行するまではCO_2分圧は正常域（35〜45mmHg）に保たれていることが多いです．
1）対応
　慢性的に高CO_2血症が存在しても，重症心身障害児者では症状が現れにくく，CO_2が60〜80mmHg程度でも普通に日常生活を過ごしていることもめずらしくありませ

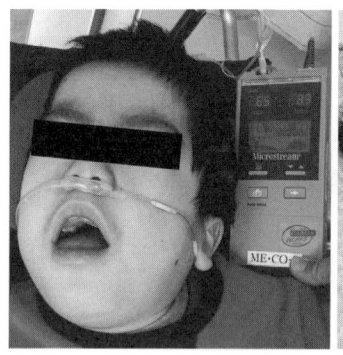

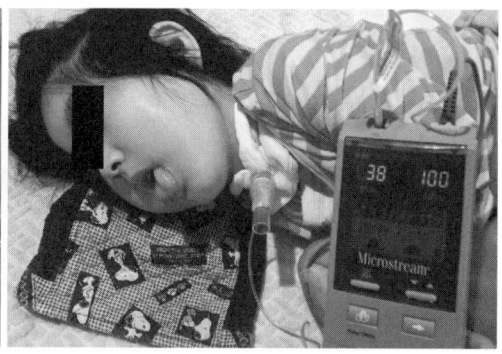

図4-15 呼気終末CO₂分圧の測定（数字左：CO₂，右SpO₂）
（左）経鼻カニューレでの測定（CO₂：65, SpO₂：89）
（右）気管カニューレでの測定（CO₂：38, SpO₂：100）

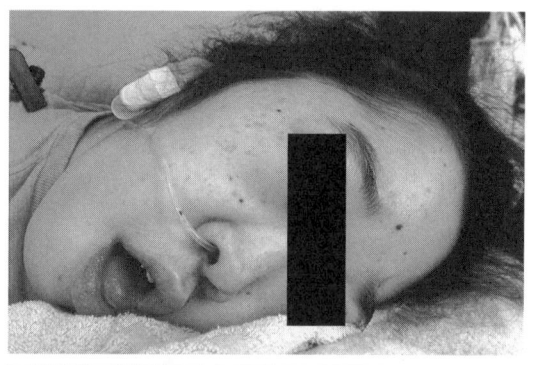

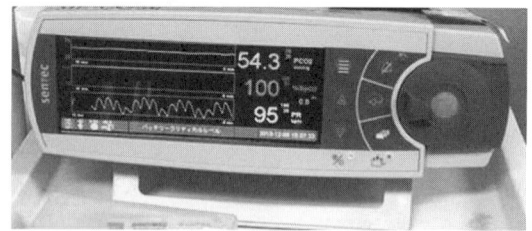

図4-16 耳たぶで経皮CO₂分圧の測定
（上段）CO₂：54.3,（中段）SpO₂：100,（下段）脈拍：95

ん．ただし，傾眠傾向等の症状を伴う場合（血液検査で呼吸性アシドーシスを伴う）は，人工換気療法が必要となります．

4. 気管切開について

　最近は気管切開を受けている児が増えてきました．気管切開する理由は以下の4点のいずれかにあります．
①"ゼーゼー"（上気道の狭窄）がひどいので，確実に気道確保するため
②"ゼロゼロ・ゴロゴロ"がひどいので，確実に気管吸引するため

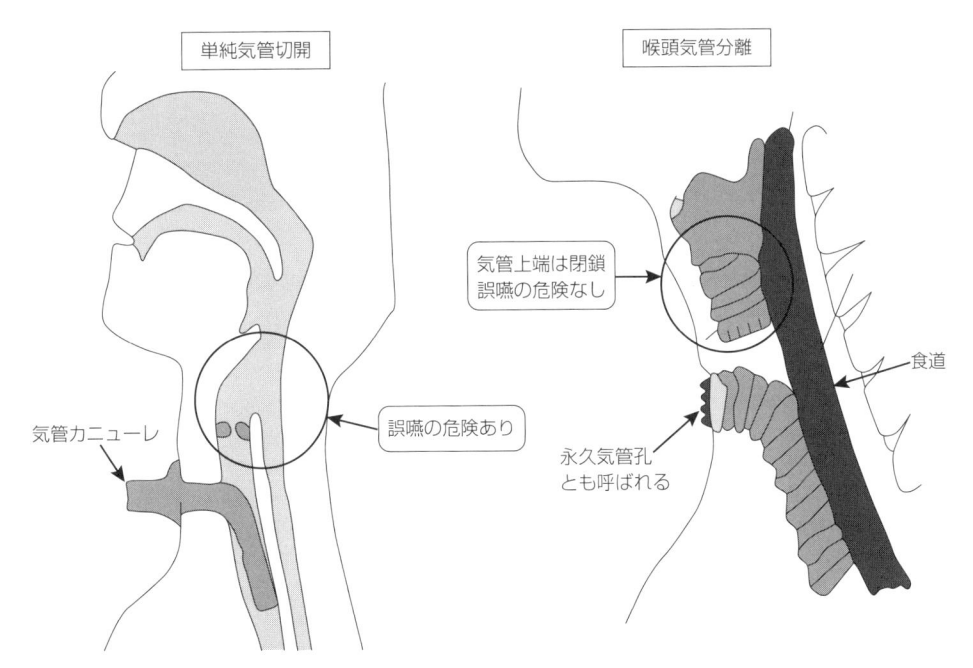

図4-17 単純気管切開と喉頭気管分離の違い
　単純気管切開：気管カニューレを入れておかないと，穴がふさがってしまう．
　喉頭気管分離：気管と喉頭は完全に分離される．唾液誤嚥がなくなるので痰が減る．

③誤嚥性肺炎を繰り返すので，確実に誤嚥を防止する喉頭気管分離をするため
④人工呼吸管理が必要なので，安全・確実に人工呼吸器と接続するため

　単純気管切開と喉頭気管分離の違いを図4-17に示します．気管切開には気管カニューレを挿入して管理しますが，異物と粘膜が常に接触するために肉芽と呼ばれる粘膜病変が現れることがよくあります．最適なカニューレの材質，長さ，太さを選択することが重要です．

(1) 気管切開患者さんの不便
　いろんな不便があるのですが，代表的な不便を3つ挙げます．

1) 声が出ない
　吐くときに呼気が声帯を通らずに直接気管切開から外に出るため声が出なくなります．

2) においがわからない
　呼吸をするときに空気が鼻を通らずに直接気管切開から肺に入るため，においがわからなくなります．食事の時など介助者の手で鼻に向けて香りを扇いであげると食欲が湧くかもしれません．

3) いきんだり，きばったりできない
　声門を閉じて気管にフタをすることができないので，肩・上肢に力が入らずいきんだりきばったりすることが難しくなります．気管切開の方に便秘が多いのはこのためです．

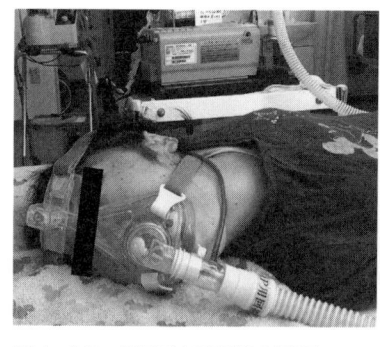

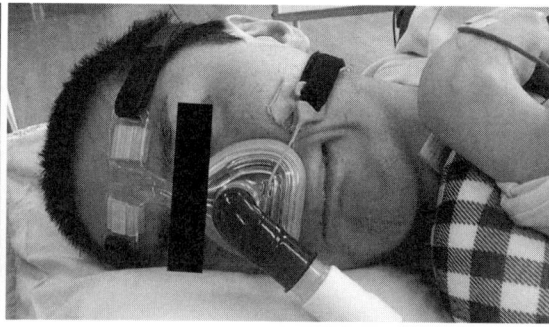

図4-18　NPPVの実際の様子
フルフェイスマスク（左）と鼻マスク（右）

5. 人工呼吸器

　最近は人工呼吸器をつけた方も少しずつ増えて来ました．人工呼吸器もより小型に，高性能になり，バッテリーの性能も向上しています．ひと口に人工呼吸器が必要といっても，
①自発呼吸がまったくなく人工呼吸器に生命が依存している状態，
②呼吸の補助のため夜間のみ使用している状態，
など人工呼吸器に依存する程度はその人によってさまざまです．
　最近は神経筋疾患（筋ジストロフィーや脊髄性筋萎縮症など）を中心に鼻や口を覆うマスクを介して人工呼吸を行うNPPV（noninvasive positive pressure ventilation，非侵襲的陽圧換気療法）が増えてきており，脳性麻痺児の呼吸障害でも有効なケースが多いことがわかり使用例が少しずつ増加してきました（図4-18）．
　バイパップ（BiPAP）も同じ意味でよく使われますが，これはフィリップス・レスピロニクス社のNPPVの代表的な機種の名前です．

[参考文献]
1) 日本小児神経学会社会活動委員会，北住映二，杉本健郎編：医療的ケア研修テキスト．クリエイツかもがわ，2012.
2) 金子芳洋監修，尾本和彦編：障害児者の摂食・嚥下・呼吸リハビリテーション．医歯薬出版，2005.

[竹本　潔]

[2] 脳性麻痺児の成長と栄養

　一般的に，小児の正常な成長発育と必要な栄養所要量については，横断的標準成長曲線（厚生労働と文部科学省）および，日本人の栄養所要量食事摂取基準（厚生労働省）を参考に評価・設定されます．
　脳性麻痺などの場合もこれらは参考になりますが，単純に当てはめることが難しく，個別の病態に合わせた検討が必要です．また，体重の経時的な評価が重要で，個別に

表4-1 栄養所要量にかかわる臨床的特徴

高エネルギー消費群	筋緊張の変動が激しい 持続的に不随意運動がある アテトーゼ型脳性麻痺 努力性呼吸	皮下脂肪が薄く筋肉量が多い 刺激に対する反応が高い 移動能力がある 慢性的な咳込み
低エネルギー消費群	筋緊張の変動が少ない 動きが少ない 痙直型脳性麻痺 気管切開，人工呼吸器の装着 呼吸に努力を要しない	皮下脂肪が厚く筋肉量が少ない 刺激に対する反応が少ない 自力で移動しない 経管栄養

表4-2 主観的包括的評価（SGA）

問診・病歴から	理学的所見
年齢，性別 身長，体重，体重変化 食物摂取状況の変化 消化器症状 ADL（日常生活動作） 疾患と栄養必要量との関係 易感染性	皮下脂肪の損失状態（上腕三頭筋部皮下脂肪厚） 筋肉の損失状態（上腕筋肉周囲） 浮腫（くるぶし，仙骨部） 腹水の有無 毛髪の状態 皮膚所見（褥瘡・湿疹）

表やグラフで変化を記録し，増減のはげしい場合，栄養の見直しが必要です．

栄養所要量にかかわる臨床的特徴を表4-1にまとめました．栄養不良についての評価は，まずは侵襲のない，主観的包括的評価（SGA）を用います（表4-2）．3〜6カ月ごとに，栄養評価をくり返して，調整します．

1. 摂食嚥下障害への対応

摂食機能障害は，さまざまな要因からおこっています（図4-19）．

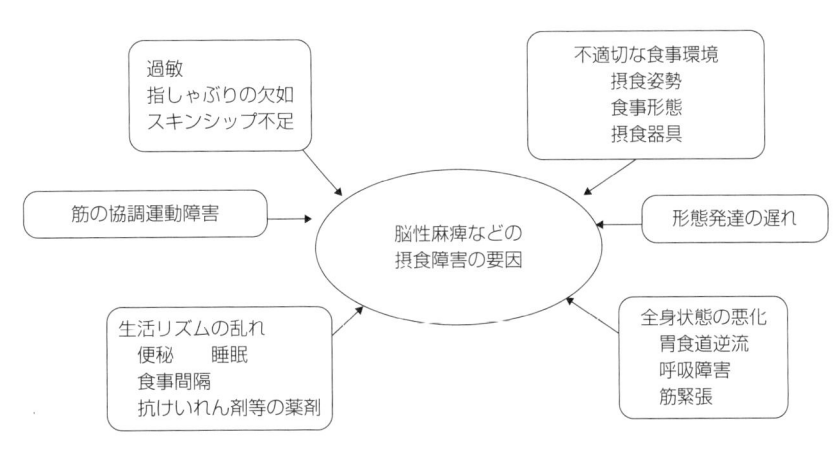

図4-19 摂食機能障害の要因

図4-20 嚥下のしくみ

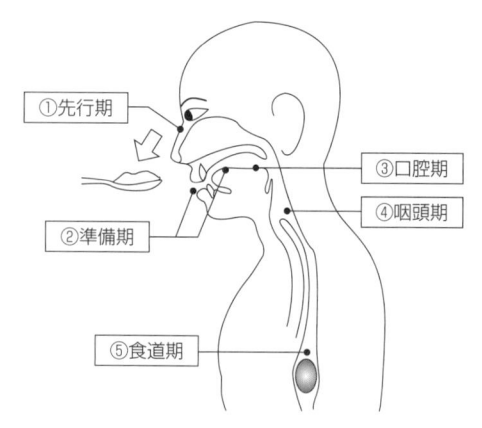

①先行期（食べ物の認知）	視覚認知，姿勢設定，食事を含む1日のリズム，食事の経験，環境の調整
②準備期（口への取り込みと咀しゃく・食塊形成）	食形態調整，介助法の工夫，口腔機能評価と訓練
③口腔期（口腔から咽頭への取り込み）	食形態調整，介助法の工夫，口腔機能評価と訓練
④咽頭期（咽頭から食道への送り込み）	誤嚥の評価と予防
⑤食道期（食道から胃への送り込み）	胃食道逆流への対応，蠕動促進

摂食嚥下運動には図4-20のような5段階があります．それぞれの段階での問題点に対して，対応が必要です．

(1) 誤嚥により何が起こるのか
①気道の閉塞→呼吸困難・窒息
②気管支の攣縮→喘鳴・喘息状態
③慢性気管支炎・誤嚥性肺炎・無気肺，呼吸機能の低下

(2) 嚥下障害の評価
1) きき取り事項
食事歴・本人および家族の希望，誤嚥性肺炎等の既往・発熱の頻度．
2) 一般所見・経口摂取の観察
食事・水分および唾液嚥下の様子（口唇と舌の動き，嚥下運動の有無，食物の認知の程度，経口摂取中のむせ・つめ・喘鳴・低酸素血症の程度）．
3) 画像検査
①嚥下造影検査（VF）（図4-21）

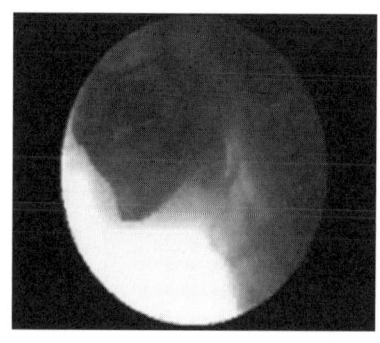

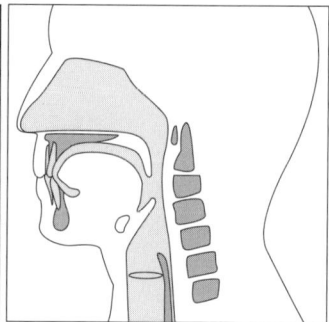

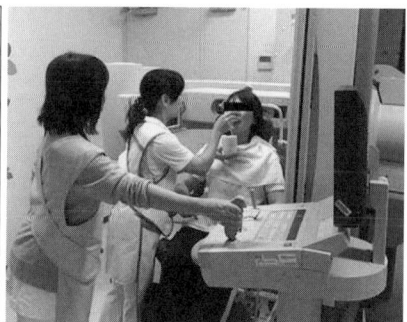

図4-21 嚥下造影検査

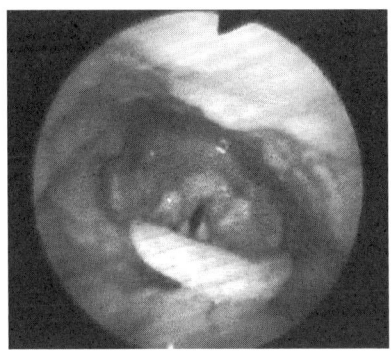

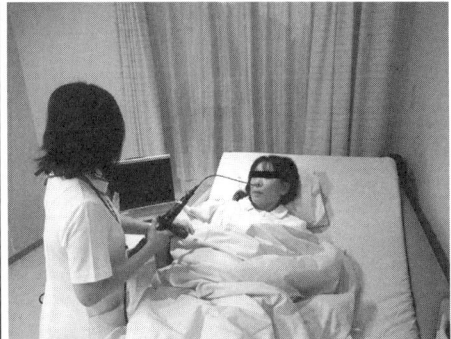

図4-22　嚥下内視鏡検査

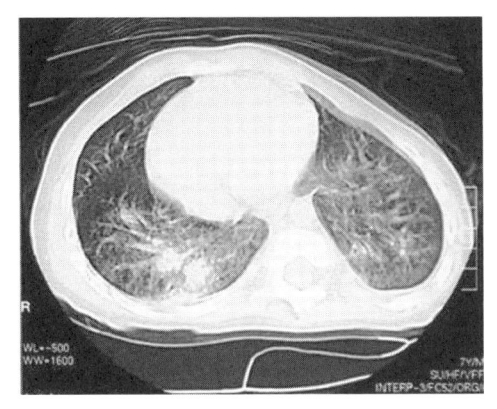

図4-23　胸部CT

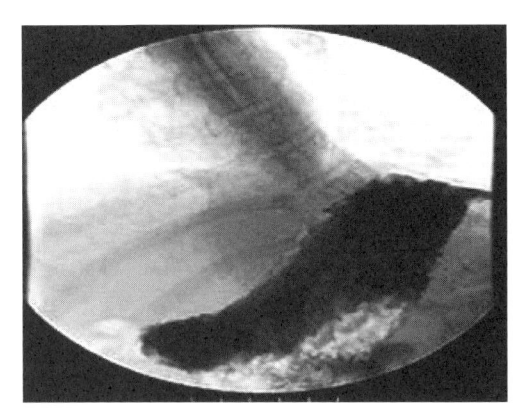

図4-24　上部消化管造影

　バリウムなどの造影剤の入った食物を摂取しながら，レントゲンの透視画像を動画で撮影します．咽頭貯留・誤嚥の程度，誤嚥時の喀出能をみます．流れがよくわかります．
②嚥下内視鏡検査（VE）（図4-22）
　内視鏡で咽頭を観察しながら食物を摂取してもらいます．咽頭貯留・誤嚥の程度，誤嚥時の喀出能をみます．咽頭の様子がよくわかります．被曝がありません．
③胸部CT（図4-23）
　慢性的な誤嚥の所見の確認ができます．
④上部消化管造影（図4-24）
　食道・胃腸の形態，通過，逆流の有無などを見ます．

(3) 嚥下障害の対策
・食形態の調整
・姿勢設定・介助方法の改良
・口腔機能訓練
・体位排痰ドレナージ

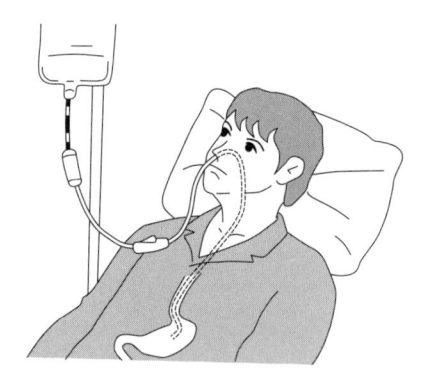

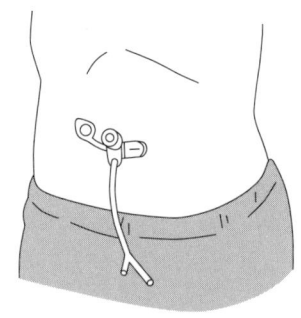

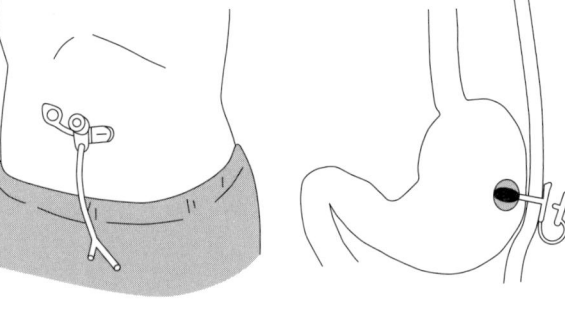

図4-25　経鼻胃管
点線は体の中の状態です.

図4-26　胃ろう

・補助栄養の利用（経口・経管・静脈栄養）

(4) 経管栄養のいろいろ

　口から食べ物，水分・薬などを十分に摂取できない場合に，鼻腔あるいは腹壁から胃や十二指腸・空腸などに管を通して流動食を注入し，栄養を補給することを経管栄養法といいます．

　経口摂取での不足分を補う目的で，経口摂取と併用するのが原則です．

①経鼻胃管（鼻注）（図4-25）
②胃ろう（図4-26）

[参考文献]
1) 北住映二ほか編著：子どもの摂食・嚥下障害．永井書店，2007．
2) 小児内科編集委員会編：特集　重症心身障害児（者）—小児科医に必要な知識．小児内科10月号，2008．
3) 江草安彦監修，岡田喜篤ほか編：重症心身障害療育マニュアル．医歯薬出版，2005．
4) 金子芳洋監修，尾本和彦編：障害児者の摂食・嚥下・呼吸リハビリテーション．医歯薬出版，2005．

[柏木　淳子]

[3] てんかん

　脳は電気的に情報をやり取りしています．そのため，さまざまな理由により大きな放電が起こると，情報が過多になり「けいれん」となって肉体で表出されることになります．放電を繰り返し，「けいれん」を何度も起こす病気が「てんかん」となります．

　WHO（世界保健機関）はてんかんを「てんかんとは，種々の病因によってもたらされる慢性の脳疾患であり，大脳ニューロンの過剰な放電に由来する反復性の発作を主徴とし，それに変異に富んだ臨床ならびに検査所見の表出が伴う」と定義しています．

(1) てんかん波

　大きな放電を起こしそうな脳では，普段から小さな放電が起きています．脳の電気信号を測ることで，放電を確認するのが「脳波検査」であり，小さな放電が「てんかん波」です．

　小さな放電である「てんかん波」は，同じ場所で起こることが多いです．電線と同じように，脳の傷がある部分は放電を起こしやすくなるためです．顕微鏡でなければ見えないような小さな傷であっても，「てんかん波」を起こす原因となります．てんかん波があってもてんかんを起こすとは限りません．とくに小児において，てんかんの発症率1％に対して，てんかん波を持っている正常児はその3倍はいるといわれています．てんかん波があっても，けいれんを繰り返していなければ治療の必要はありません．

　CPの患者さんは脳に傷があることが多く，てんかん波の種類や頻度が多くなります．CPということで，てんかんの治療が変わることはありませんが，脳に傷が多いためになかなか治らないことが多くなります．

(2) けいれん

　脳はそれぞれの部位で役割分断をしており，脳のどの部位で放電が起こるかによって影響を受ける末梢神経がそれぞれ変わります．ひとくちに「けいれん」といっても多くの種類が存在するのは，放電が起こる部位によって関係している末梢神経が変わるためです．多くの人はてんかん波がでるような脳の傷は1つ程度なので，放電は常に同じ1つの場所からでることになります．そのため，起こる「けいれん」も一種類だけです．放電する場所が増えれば，「けいれん」の種類も増えることになります．

(3) けいれんの起こりやすいタイミング

　けいれんは，てんかん波の放電がきっかけで起こりますが，すべてのてんかん波が必ずけいれんを起こすわけではなく，小さな放電で終わることも多いです．とくに，起きて活発に活動している時は通常の脳の活動が優先されるため，てんかん波の放電がけいれんへと進みにくくなります．逆に，寝ている時は脳の活動自体が少ないため，てんかん波が少なくなります．一番けいれんが起こりやすいタイミングは，寝起きや寝入りばなのような，まどろんでいる状態です．脳の活動がある程度はあっても多くはないこのタイミングが，一番てんかん波がけいれんになりやすいといえます．けいれんが夜中や明け方に多いのはこのためです．寝不足や風邪をひいていると昼間もまどろんでしまい，けいれんが起こりやすくなります．

(4) けいれんの種類

　大きくわけると，脳全体が同時に放電する「全般発作」と，脳の一部分から放電が始まる「焦点性発作」があります．

　「全般発作」は脳全体が同時に放電するため，意識を失うことが多く，発作の形で「欠神発作」「ミオクロニー発作」「間代発作」など，さらに細かく分類されていきます．

　「焦点性発作」は，以前は部分発作と言われていた発作です．脳の一部分から放電

が始まる発作であり，意識を失うことは比較的少ないです．
　注意が必要な点は，焦点性発作は放電が広がっていくことです．右手から始まったけいれんが右足に広がり，全身がけいれんするというように，けいれんの形も変わっていきます．そのため，1つのてんかんがいくつかの種類のけいれんの形をとるように見えてしまいます．
①右手→右半身→全身
②右半身→全身
③右手のみ
　上記はどれも同じ脳の右手に関係する部分から起こった放電が右半身へと広がり，全身まで広がる焦点性発作の一例です．いきなり右半身から始まることもあるし，右手だけで終わることもあります．このように焦点性発作は，放電の広がり方でけいれんの形が変わってしまいます．

(5) てんかんの治療

　基本は薬を内服することで，放電がけいれんへと進まないようにすることです．そのため，抗てんかん薬による治療を始めてもてんかん波が残ることが多いです．抗てんかん薬は脳に作用する薬なので，眠気などの副作用がどうしても起こってしまいます．相性の問題も大きく，ある薬で眠気が強くても，ほかの薬では眠気がまったくでないこともあります．
　抗てんかん薬にはいくつか種類があるので，けいれんを抑えつつ副作用が生活に問題のない程度の薬を探すことになります．薬を多く使うことでけいれんは起こりにくくなりますが，生活への影響も大きくなってしまいます．けいれんと生活のバランスをみながらの治療の程度を決めていきます．
　抗てんかん薬は脳に作用する薬のため，短い期間で増減することで眠気や皮膚症状などの副作用が増えてしまいます．2～4週間程度の時間をかけて，徐々に増減するのが一般的です．てんかんの治療は，半年や1～2年など時間が必要となることが多くなります．
　また外科的な治療として，脳にメスを入れて放電が起きている脳の悪い部分を取り除く治療や，脳の繋がりを切ってしまうことで放電が広がらないようにするという治療があります．どの患者さんにも行えるものではありませんが，徐々に重要な治療となってきています．

(6) けいれんに対してできること

　けいれんは脳の中で起こるため，放電が起こっている脳に外からどのように刺激を入れても届くことはありません．けいれんを止めるには直接脳に薬を作用させるしか方法はないのです．ですが，よく使われている座薬でも十分に効果が出るまで30分近くかかります．もっとも速いのは点滴などで，血管から直接薬を投与することです．けいれんを止めるためには，救急車などを利用してより早く病院に搬送することが重要です．
　けいれんが起きた時，救急車を呼ぶ以外に重要なことが2つあります．それは「事故・

ケガの予防」と「発作の記録」です．

1）事故・ケガの予防

けいれんが起きている時は意識がないか，あっても思うように体が動かせないため，車に跳ねられたり，お風呂場の湯船の中で溺れてしまったりと，事故やケガがどうしても起こりやすくなります．また，けいれん時の嘔吐により窒息することもあります．顔を横に向けて吐物で咽頭が閉塞しないようにすることも重要です．けいれんが起こった時にまず最初に行うのは，「事故・ケガの予防」です．

2）発作の記録

どのような「けいれん」だったのかを記録することも重要です．けいれんを主治医が直接見ることは少ないため，そのけいれんがどのようなものだったのかを，誰かが主治医に伝える必要があります．より詳細なけいれんの様子がわかれば，主治医が抗てんかん薬を選択するときの参考となります．とくに重要なのは，

①目の動き，
②手足の動きや左右差，
③けいれんの前後の状況，

の3点です．「目の動き」で意識レベルを判断します．「手足の動きや左右差」で発作のタイプを絞ることができます．また，「けいれんの前後の状況」は，次項のけいれんと紛らわしい動きとてんかんを見極めるために重要です．

（7）けいれんではない「けいれん」

けいれんのような動きのためにけいれんと紛らわしい動きがいくつかあります．一般的に「けいれん」と間違われやすいものを，ここでは大きく3つ上げます．どれもけいれんとの区別が難しいため，前後の状況で判断することになります．

けいれん時の脳波検査ができれば，脳の放電の有無が確認できるため，けいれんかどうかの確定ができます．動画と脳波検査を同時に1～2日行ってけいれん時の脳波を検査することで，けいれんかどうかを確認する「ビデオ脳波」という検査もあります．

1）不随意運動

身体が勝手に動いてしまうもので，脳ではなく途中の末梢神経や筋肉自体が問題となっている動きです．そのため，脳に薬を使っても効果があまりありません．ボトックスなど筋肉の緊張を減らす薬が効果的です．

2）感情表現

苦痛や興奮などがきっかけで，全身が緊張したり，意識を失うことがあります．障害が重たい患者さんほど，感情表現とてんかんの区別が難しくなります．

起こる前，おさまる前にきっかけがあることが多いため，前後の状況を繰り返し記録することで，感情表現とわかることがあります．

3）偽発作

けいれんを真似た動きをすることです．てんかんによるけいれんと区別することは難しく，けいれん時の脳波検査で脳に放電が起きてないことが確認されるまで，てんかんと診断されていることも少なくありません．てんかん患者が偽発作を合併すると，

薬が効かないけいれんが増えるため，治療に難渋することになります．

精神的な病気の症状として，偽発作が現れることがあります．その場合は，やったことを本人は意識していないため，自分では止めることができません．心理的なサポートや，精神科的な治療が必要です．

[4] 画像診断

画像診断にはCTとMRIを行います．

CTは比較的短時間で行えますが，脳の状態というより，出血などを確認するのに向いています．放射線の被ばくの問題もあります．

MRIは脳の水分の状況を見ています．そのため，CT検査より情報が多くなりますが，30分程度の時間が必要で，活発な患者には眠剤や麻酔が必要となります．

1. 検査の限界

MRIでは，核黄疸の患者さんの異常が時間の経過により消えてしまうことがあります．また，小さな異常は画像には現れづらくなります．脳の機能を検査しているわけではないので，画像上大きな異常があっても正常発達していることや，逆の場合もあります．

CTやMRIで病気の診断はできても，病気の程度については判断できないことが多いです．

[参考文献]
1) 兼本浩祐：てんかん学ハンドブック．医学書院，2012．

[飯島　禎貴]

5章 整形外科

1. 整形外科的評価

おもに下肢関節の関節可動域の他動的計測により，関節の拘縮，脱臼，筋の過緊張，低緊張などを徒手評価します（写真5-1〜写真5-5）．脊柱の変形，股関節の求心性異常が疑わしい場合は，X線撮影を行います．

2. 補装具

主として下肢に用いられます．

(1) 短下肢装具（short leg brace）

足部の手術後には安静保持と再発防止のため必須です（3章リハビリテーション科に詳述）．

(2) 股関節外転装具

内転脱臼防止，手術後の外転位保持に用います．強固な外転位が必要なときには，骨盤帯付を用いますが，重くADL上不便です（写真5-6）．通常は軽量で股関節の適度な動きを可能とした型が実用的です（写真5-7）．

なお，「体幹の側弯変形の保存治療」については，本書3章「リハビリテーション科」に詳述しているので，そちらをご参照ください．

3. 手術

上肢・体幹変形に対しては方法や結果に対する評価が確立していません．頚椎症への手術は高度な専門性が必要で，下肢に対する手術が行われることが一般的です．下肢手術での基本的な事項は以下の通りです．
・脱臼・高度な拘縮の改善・予防，過緊張を緩める，疼痛の軽減を目的とします．
・術前後のPT, OTが必須であり，手術のみでは機能の改善は得られません．
・1〜2年の短期で結果を判断せず，少なくとも5〜6年以上の経過観察が必要です．
・原則として，下肢の変形に対しては，股関節，膝関節，足関節の三関節間の関係を

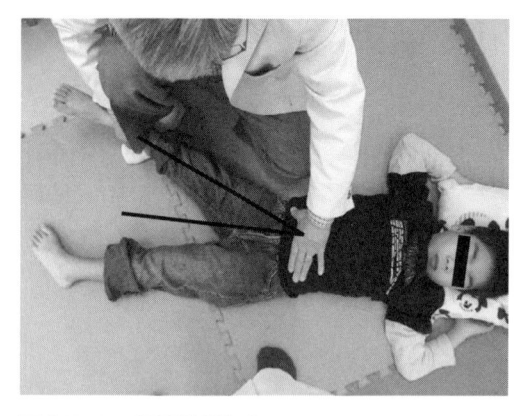

写真5-1　股関節外転角
　骨盤を固定して，股関節の外転角を測定（正常45°）．

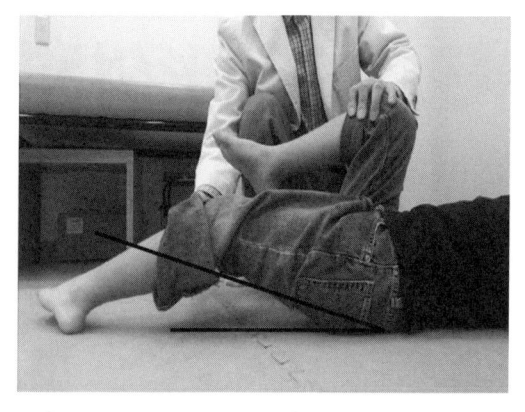

写真5-2　Thomas test（股関節屈曲拘縮）
　一側の股関節を最大屈曲し，対側の大腿と床との角度を計測（正常0°）．

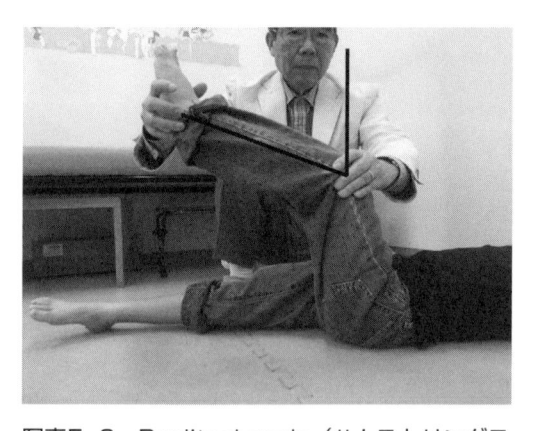

写真5-3　Popliteal angle（ハムストリングス拘縮）
　股関節90°屈曲し，下腿の伸展制限を計測（正常0°）．

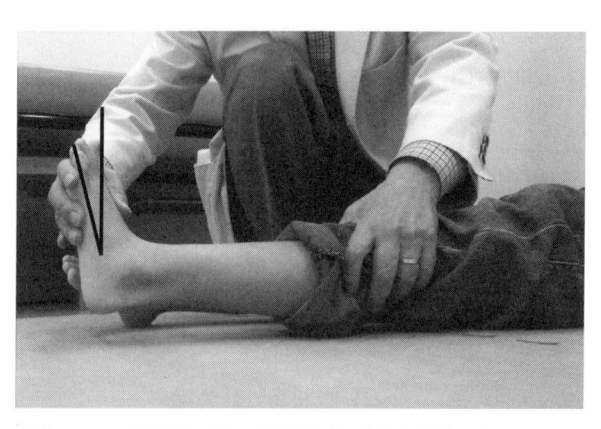

写真5-4　足関節背屈　膝伸展位（腓腹筋拘縮）
　正常10～20°．

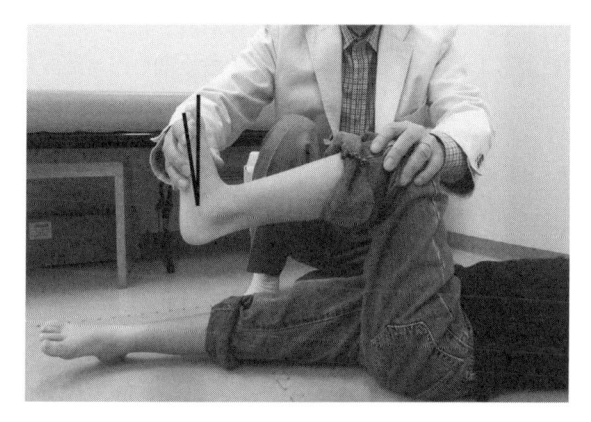

写真5-5　足関節背屈　膝屈曲位（ヒラメ筋拘縮）
　正常20～30°．

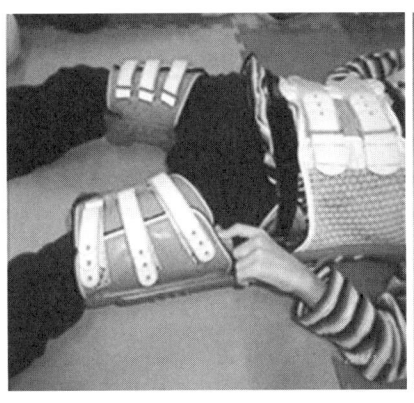

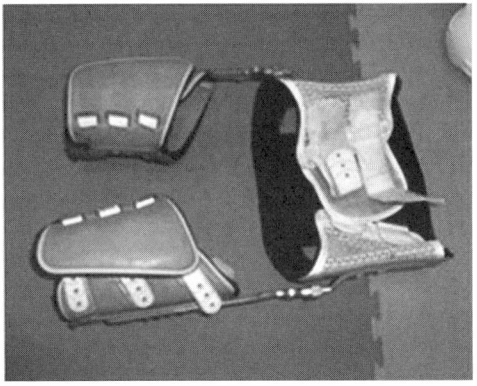

写真5-6　骨盤帯付外転装具
　硬性の外転装具.
　強固な外転を必要とする場合（例えば，内転痙性が強い，あるいは股関節の術後など）．ただし，重く，可動性が少ないのでADLで困難を伴う．

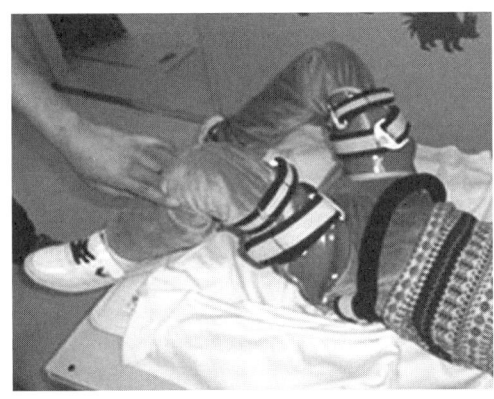

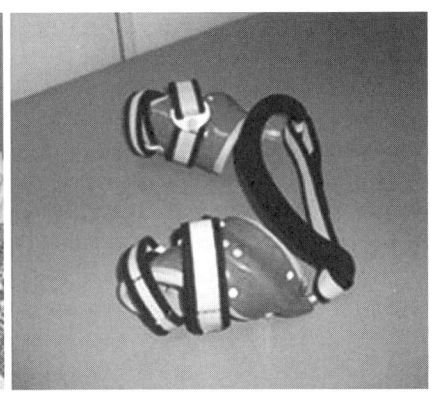

写真5-7　弾性外転装具
　弾性のある外転装具（愛称　グーくん）．
　軽度の可動性がある外転装具．軽量で装着しやすい．ただし，wind blowにならないよう注意が必要．

考慮して，近位部の変形に対する手術から先行するのが通常です．
・過矯正は避けなければなりません．

（1）股関節

　痙性があれば多くの例で内転変形になり（写真5-8），内転位が続けば立位が困難となり，股関節の求心性が悪化し，臼蓋の発育も阻害されます（写真5-9）．早期（5～6歳）に内転筋群の一部を起始部で切離します．しかし多くは4～5年以内に再発し，なかには脱臼に進むことがあります（写真5-10）．10歳ごろまでに腸腰筋，ハムストリングスの処理と同時に減捻内反骨切り術が必要となります（写真5-11）．年長に至って積極的な骨盤骨切り術（キアリ式）を施行することもあります（写真5-12）．重症の場合には，両下肢が一方向に偏位し，wind-blowといわれる変形にまで進行することがあり（写真5-13），このようになるとADL上介護は極めて難しくなり，その上

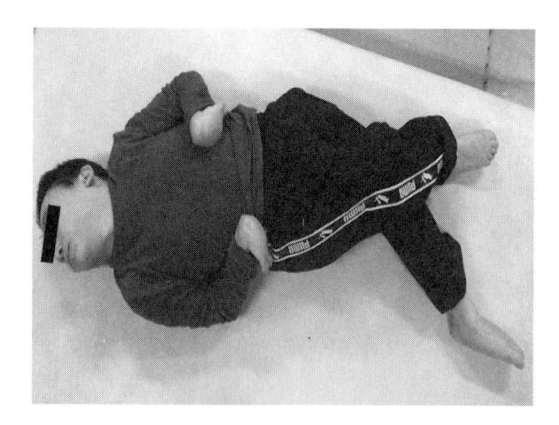

写真5-8　両股内転位による交叉位

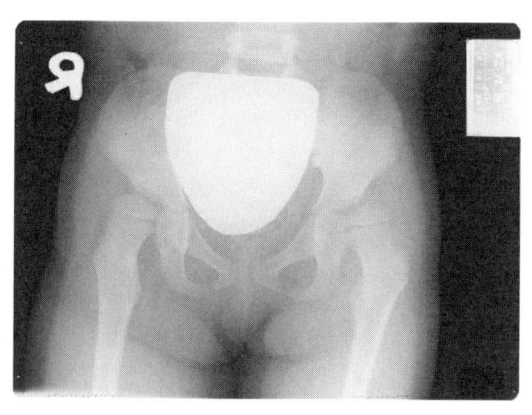

写真5-9　両股亜脱臼・臼蓋形成不全（7歳）
痙直型四肢麻痺．1歳3カ月からリハ開始．4歳からクラッチ歩行．6歳：両股亜脱臼．7歳：両股関節亜脱臼，臼蓋形成不全に対し，両腸腰筋・内転筋・ハムストリングス解離術．

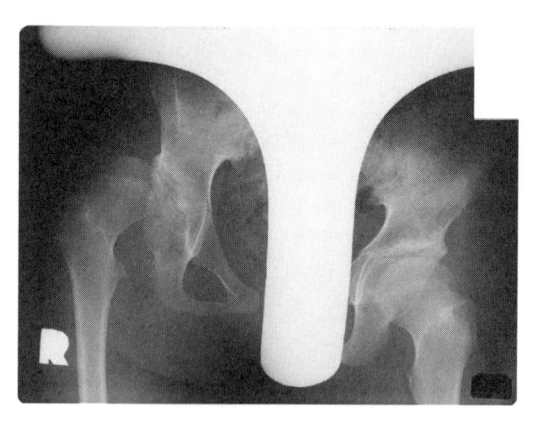

写真5-10　両股周囲筋解離術7年後（14歳）
右亜脱臼再発．14歳，右股関節亜脱臼．疼痛あり．

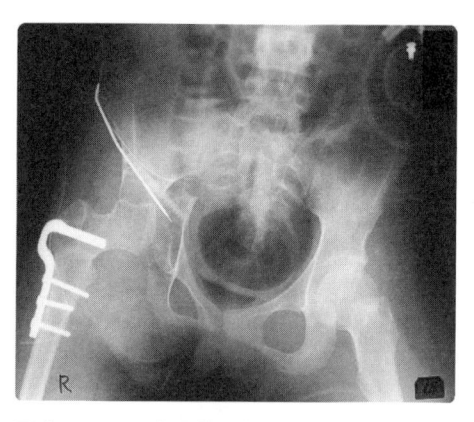

写真5-11　右骨盤骨切り（キアリ手術）＋右大腿骨減捻内反骨切り術
（15歳右股関節手術）

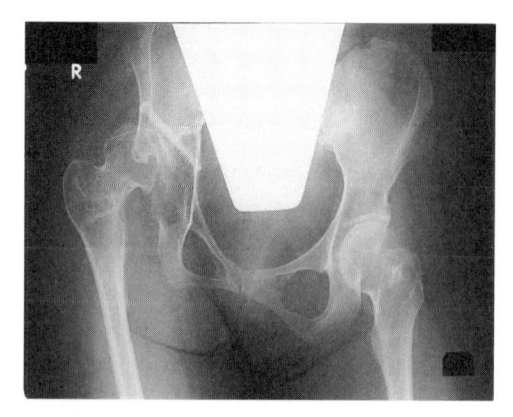

写真5-12　術後23年（37歳）
術後23年．右股疼痛なし．

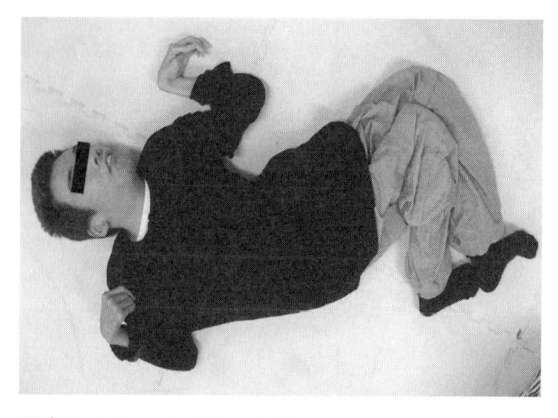

写真5-13　windblow変形

改善は非常に困難となります．また脱臼が放置されると，成人に至って疼痛を生じ動けなくなるため，大腿骨骨頭切除にまで至ります．したがって，幼児期からのきめ細かい治療の継続により，股関節機能の維持・予防が大切となります．

(2) 膝関節

股関節の変形との関係が密接で，股関節手術と同時に行われる場合が大部分です．ハムストリングスの痙性，拘縮によって，膝関節屈曲変形が見られた場合，おもにハムストリングスの延長術または切腱術を施行します．最近では，膝単独の屈曲変形の場合は，遠位での皮下切腱術も用いられます．

(3) 足関節

尖足変形，とくに内反を伴う例では手術が行われます．腓腹筋筋膜延長術（Baker）が主で，内反が強い場合には後脛骨筋腱延長も付加します．年長児，成人ではアキレス腱延長術（ETA）も行われますが，過矯正のため踵足になるのは避けなければなりません．

4. 過剰筋緊張亢進に対する手段

筋の緊張亢進に対しては，従来からの内服，局注，筋延長など用いられてきました．最近はそれに脊髄での選択的後根切離術，薬剤（バクロフェン）の持続的脊柱髄腔内投与，ボツリヌス菌毒素（ボトックス）の局所筋肉内注射などが行われています．とくに局所注射は安全で手軽なこともあって，安易に頻繁に行われていますが，長いリハビリ活動の一次的，局所的な条件作り（conditioning）に過ぎず，たとえ緊張を落としたとしても，直接には機能の改善にはならないので，必ず注射後のPT，OT，ST等が必要となります．さらに，このような筋緊張対策は10年以上の効果観察が必要です．

[梶浦　一郎]

[参考文献]
1) Bleck EE: Orthopaedic management in cerebral palsy. CDM99/100, MacKeith Press, 1987.

6章 歯科：脳性麻痺に対する歯科診療

1. 口腔形態の特徴

　歯ならびや咬み合わせというのは日常とっている姿勢や筋緊張の程度，口唇・舌をはじめとする口腔周囲筋の状態・動きの影響を大きく受けます．CPの特徴的な例を以下に挙げます．

①下顎骨というのは頭蓋骨に筋肉で吊り下げられているような状態です．下顎を上方に引き上げる筋肉の働きが弱く，日常的な姿勢が背臥位であれば，重力に従って下顎が後下方に引かれることが多いです（写真6-1）．下顎骨の後退に伴い舌根も沈下し，上気道の閉塞を来すので，前もたれの姿勢や腹臥位は下顎・舌根を前方に引き出し，呼吸路を確保するのに有効です．

②歯列というのは頬や口唇の外側からの筋圧と，内側からかかる舌の圧力の間に位置しています（図6-1）．それゆえに，口唇を閉じる筋力が弱いと，上の前歯が前に出ます．また，舌の動きが不十分で口蓋に舌が接触しなければ，口蓋が狭く深い形になります（写真6-2）．またそのことで歯が並ぶ顎骨も狭小化しますので，歯がそのスペースに収まりきらず，歯列不正（叢生）がおこります．

③食べ物や唾液を嚥下する時に舌を前方に突出させるような動きになる場合や強い筋緊張で舌が突出することが多い場合，前歯から小臼歯あたりにかけて，常に舌が上の歯と下の歯の間に介在します．そのことで上下が咬み合わない開咬という状態がおこります（写真6-3）．

④下唇の筋緊張が高いと下の前歯が舌側に倒れます（写真6-4）．結果として歯の並ぶスペースが狭くなりますので，歯列不正（叢生）がおこります．このような形態は清掃しにくく，よりていねいなケアが必要です．

　歯列不正の中でも完全に歯列から外れている（転位）ものは，抜歯することもあります（写真6-5）．

2. 歯科疾患の特徴・特有の問題

　口腔内の2大疾患はう蝕（むし歯）と歯周病であり，その病態は細菌感染です．

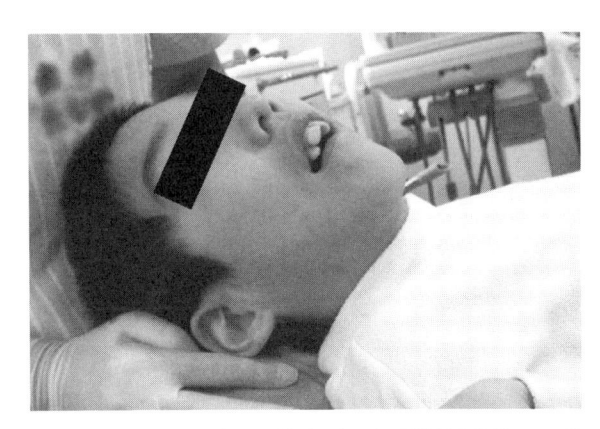

写真6-1　下顎を支える筋力が弱く下顎が後退している

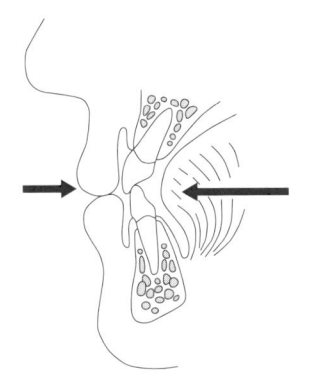

▲前歯は，舌と口唇との力のバランスによって，その歯軸が決定される．

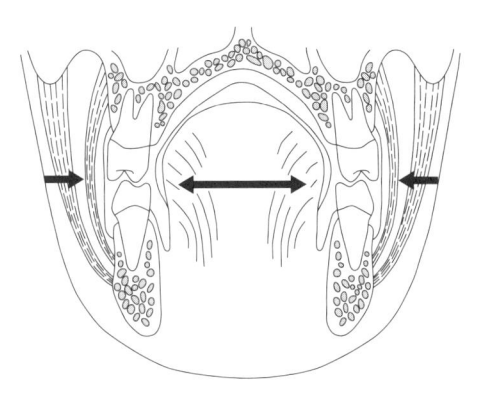

▲臼歯は，舌，咀嚼筋との力のバランスに影響される．舌背が口蓋に達していないと，上顎歯列弓・歯槽弓は狭窄する．

図6-1　歯列は口唇・舌・頬の圧に左右される

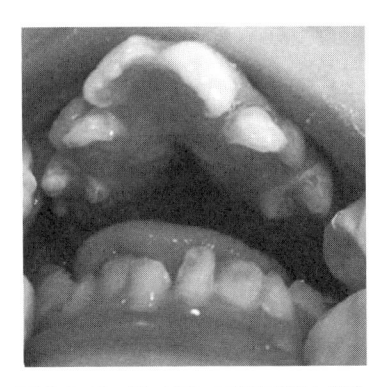

写真6-2　狭く深い口蓋形態と叢生

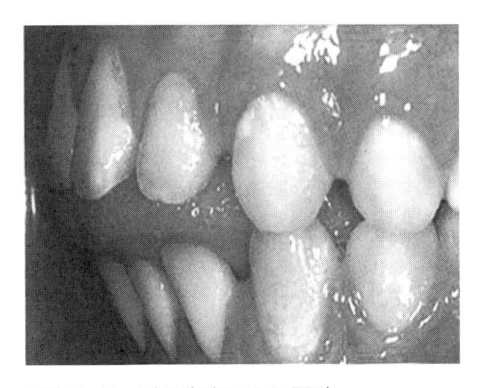

写真6-3　舌の突出による開咬

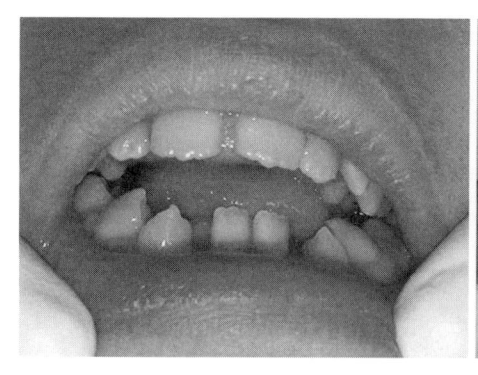

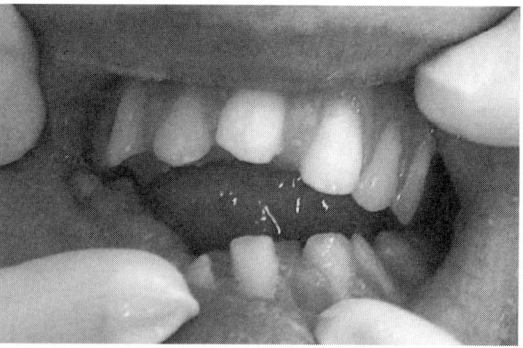

写真6-4　下唇の過緊張による下顎前歯の傾斜と叢生

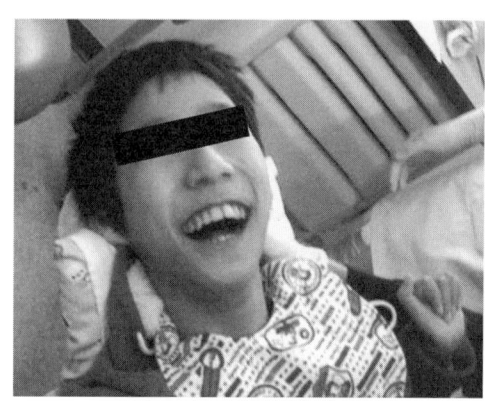

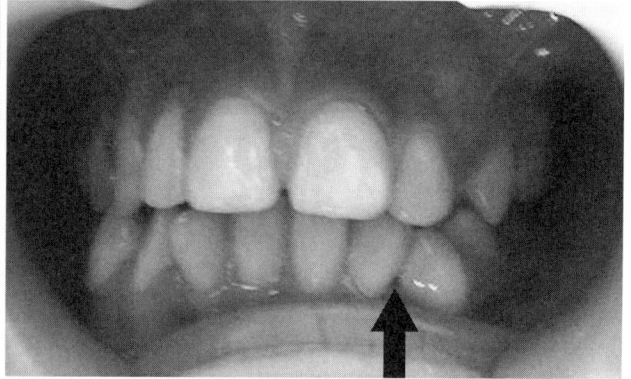

写真6-5　矢印で記した部分に転位して萌出した下顎の犬歯を抜歯後

(1) う蝕について
1) 経口摂取の場合

　う蝕（むし歯）というのは，う蝕原性菌が糖質を分解して酸を産生することで歯が溶ける現象です．飲食回数が多い，あるいは飲食時間が長ければ，歯が酸にさらされる時間が長くなり，う蝕のリスクが増します．また，う蝕原性菌であるミュータンス連鎖球菌は酸と同時にネバネバした不溶性グルカンを同時に産生し，ミュータンス連鎖球菌が歯の上にくっつきやすくなる，つまり住みやすい環境をつくります．そうしてできた細菌塊が歯垢（プラーク）です（写真6-6）．

　この歯垢には薬剤が浸透せず，機械的な摩擦＝歯磨きによってしか除去できません．口腔機能の未熟なCP・重症心身障害では多くの場合口の中に食べかすなどが停滞しやすく，繊維質の食物などを十分に咀嚼することがないため歯垢も付着しやすくなります．発熱時などは別にして日常的に摂取する水分は，糖質を含まないお茶や水が望ましいですが，なかなか味を受け入れられないといったような場合には，イオン飲料などを少しずつ薄めて水に近づけるといったアプローチが必要です．

2) 非経口摂取の場合

　食べる頻度が少なければう蝕のリスクは減少します．唾液には飲食後に酸性に傾い

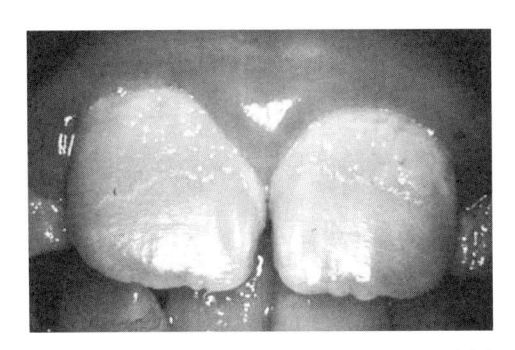

写真6-6　歯肉よりの歯面1/3に付着した歯垢

た口腔内環境を中和する緩衝作用・酸によって微少に溶けた（脱灰した）歯質をカルシウムイオンによって補填する作用（再石灰化）があります．経口摂取の機会がなくなれば唾液中のリン酸カルシウムが過飽和になり歯石が付着しやすくなります．唾液の多く貯留するところに多く付着しやすく，頭部が傾いている側の歯に多く歯石が付着するという現象がみられます．また，まったく経口摂取をしなかったとしても胃食道逆流による嘔吐が頻回にあれば，胃酸で歯が溶ける酸蝕が起こることがあります．その際は歯石の付着は減少します．このように，口腔内状態は摂食状況や嚥下機能・消化管の状態により大きく変化しますので，それを捉えながらケアの方法やフッ素製剤の使用などを考慮します．

(2) 歯肉炎・歯周病について

　歯肉炎というのは文字通り歯肉の炎症で，発赤・腫脹・ブラッシング時の出血がおもな症状です．歯と歯肉の境を歯肉縁といいますが，その部分に付着した歯垢中の歯周病原性菌の感染により発症します．歯肉炎が進行すれば，歯周病となります．歯肉炎は学童期に発症するケースが多いので，このころからケアを継続することが大切なのです．

　歯肉の炎症を増強する因子として口腔乾燥があります．こまめな口腔ケアと保湿が必要です（写真6-7）．

　またCPでは，不随意に上下の歯を常時咬みしめている，歯ぎしりをしている，といったことがみられます．一般的には上下の歯が接触している時間は1日20分程度といわれます．これ以上の時間，上下の歯が接触していて過度な力がかかれば，歯や歯槽骨に対して過重負担となり，歯が摩耗する・歯槽骨の吸収が促進されて歯の動揺が著しくなる，といったことが見られます（写真6-8）．

(3) 歯の摩耗・損傷と修復物の脱離

　上顎前歯では，食介助時に金属やプラスチック製のスプーンが接触することで摩耗する・歯磨き介助時の歯ブラシや食介助時の食具を咬んでしまうことで，修復物が破損するといったことがしばしば見られます．

　また，てんかん発作時の転倒や顔面の打撲時に，上顎前歯の破折や脱臼が起こるこ

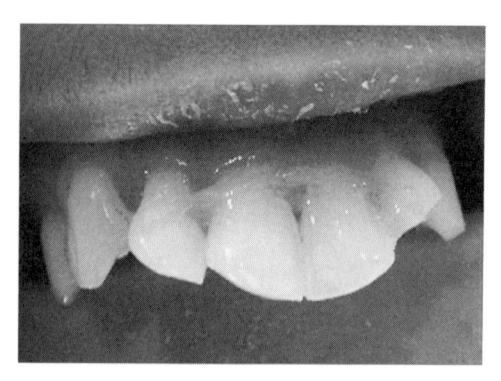

写真6-7 上顎前歯が常時口腔外にさらされ著しく乾燥し、歯肉縁に硬く膜が貼ったようになっている

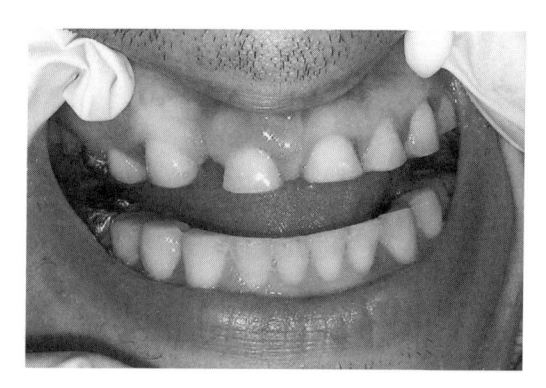

写真6-8 不随意な上下歯の噛みしめ・すり合わせにより全歯が摩耗、歯周病の併発により部分的に動揺しており、修復物が脱離しやすい

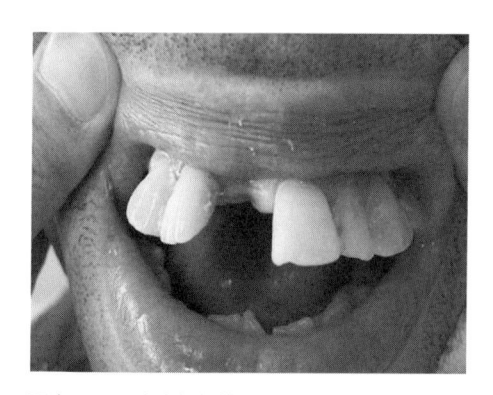

写真6-9 転倒・打撲を繰り返し、前歯を喪失

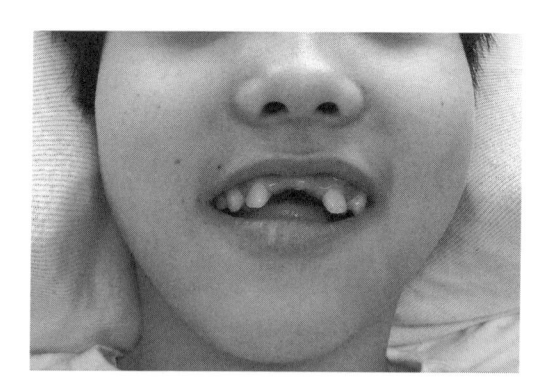

写真6-10 転倒・強打により前歯が脱落

とが多いです（写真6-9、写真6-10）．

(4) 口腔粘膜・舌などの咬傷について

　発作時の食いしばり時に頬の粘膜や口唇を咬んでしまう，筋緊張から下唇を上下歯の間に巻き込み咬んで傷つけてしまうといったことがあります．こういったケースは対処に難渋しますが，今のところシリコン製のマウスピースを装着することが多いです（写真6-11，写真6-12）．

(5) 抗けいれん薬の副作用による歯肉の増殖・肥厚

　フェニトイン（アレビアチン・ヒダントールなど）による歯肉増殖，バルプロ酸ナトリウム（デパケン・セレニカなど）による歯肉肥厚が時折見られます．歯肉増殖の場合は歯の萌出が困難なことや，偏位することがあります．歯垢の付着による不潔性歯肉炎を合併することで悪化するので，ある程度は歯磨きでコントロール可能ですが，やはり限界があり，切除し清掃性の向上を図り，ケースによっては歯の萌出を促すこともあります（写真6-13）．

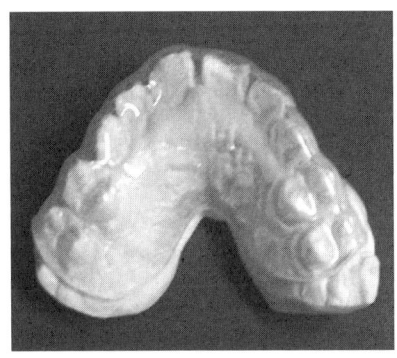

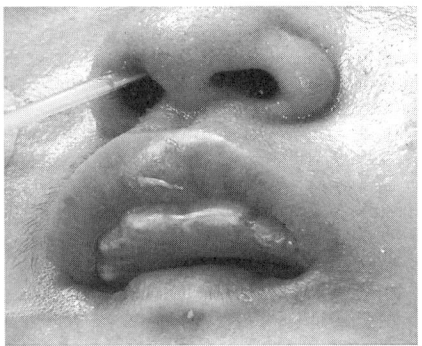

写真6-11　シリコン製のマウスピース

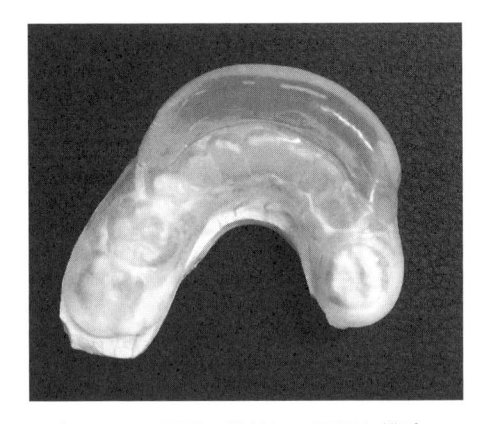

写真6-12　下顎に装着し，下唇を排除

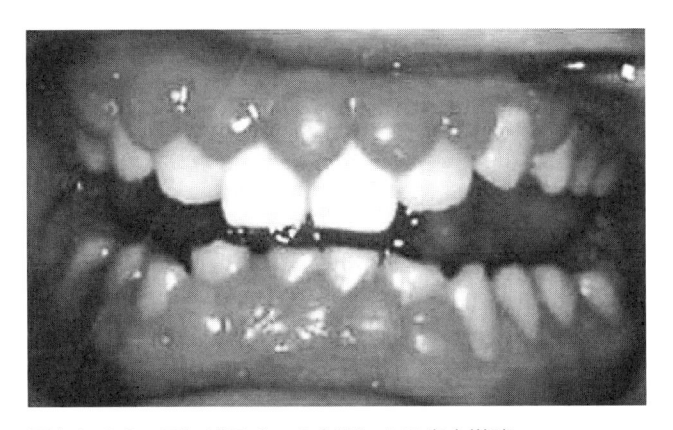

写真6-13　アレビアチンの内服による歯肉増殖

3. 口腔ケアについて

　　口腔というのは生来非常に敏感な部分であり，飲み物や食べ物を取り込むにはそれを鈍麻する必要があります．その準備として，胎生期28週を超えるころより胎児は

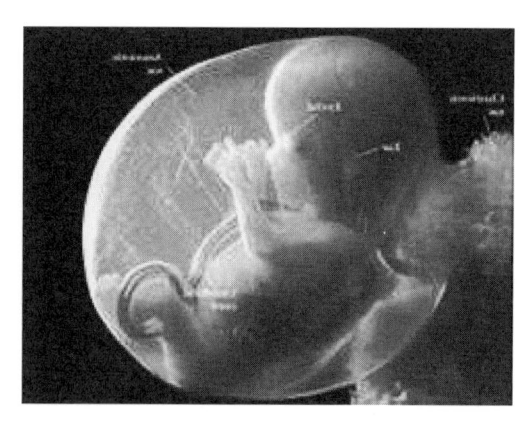

写真6-14　胎児の指しゃぶり（胎児28週）

指しゃぶりや羊水を口に入れて出すという行為を始めています（写真6-14）.

　早期産の場合，十分にそれがなされない状態で出生し，NICUにて経鼻チューブの挿入などさまざまな処置を受ける中でそのことが不快体験となり，口腔周辺を触られることや摂食に拒否が強くなることがあります．

(1) 歯磨きの難しさ

　前述のように，口腔は敏感な部分であることから触られるのが嫌な部分でもあります．そのため，頬や口唇にすごく力が入ってやりにくい，口が開かないなどの困難さがあります．どのような場合でも大切なのは，いきなり口の中に歯ブラシを入れるのではなく，まず声かけをして，上肢や顔を触ったりしてから，優しく口の周りを触りながら始めてゆくことです．

1) 効率よく歯垢を除去するには

　どこに歯垢が付着しているのかをよく見て歯ブラシを的確に当てることが大切であり，それには見やすいポジションを設定し，頬や口唇を上手く排除する必要があります（図6-2，写真6-15）．頬や口唇を排除する際は，指先で排除するのではなく，指の腹を使ってより広い面積で口腔粘膜と接触させる方が相手にとって不快感も少なく，受け入れがよいことが多いです．

　歯ブラシの選択も重要です．口腔内が狭く口も開きにくいCP重症心身障害ではヘッドの小さいものを使用することが多いです．歯ブラシの毛の硬さについては，かための方が歯垢除去効率はよいですが，歯肉炎の場合や，過敏性が高く拒否が強い場合は毛がやわらかいものを使用します．また，歯磨き介助においては食介助と同様，開閉口や唾液を嚥下するタイミングをとらえることが大切です（写真6-16）．

2) 嚥下機能不全のため，誤嚥のリスクが高い場合

　この場合,誤嚥性肺炎の予防という観点から口腔ケアは必須です．唾液分泌が多く，歯磨き時の唾液誤嚥のリスクが高い場合などは吸引つき歯ブラシを使用します（写真6-17）．

　歯のみならず舌や口蓋粘膜といった部分のケアも重要です．とくに舌が口蓋に接触

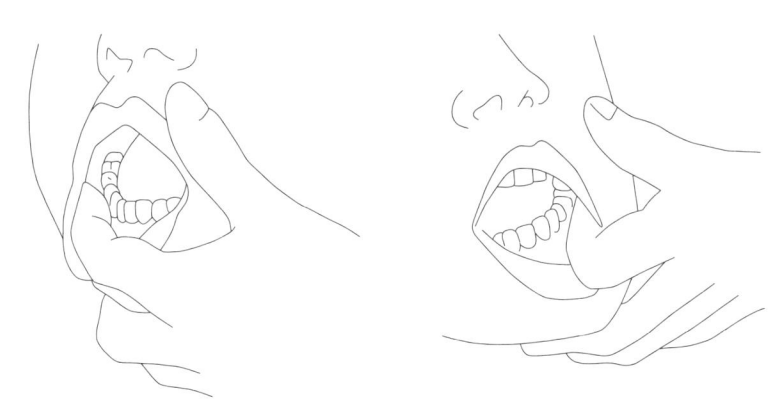

図6-2　人差し指で頬を排除し，残りの指で下顎を支える

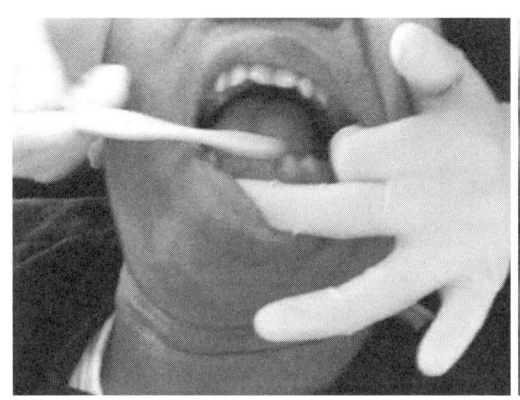

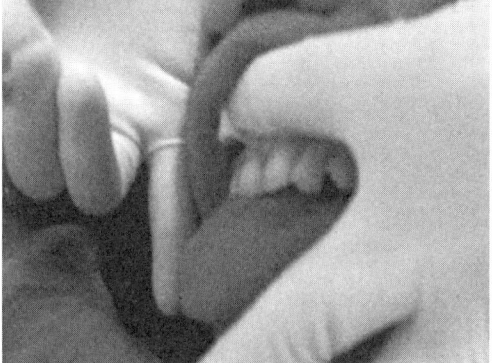

写真6-15　指全体を使って口唇を排除する

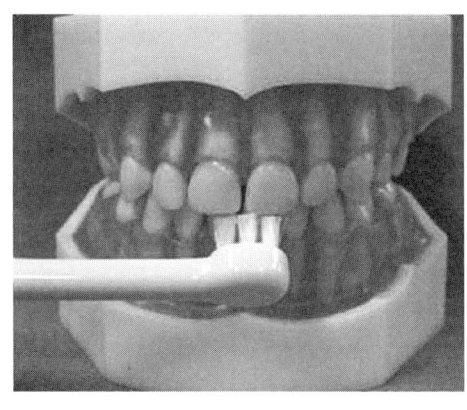

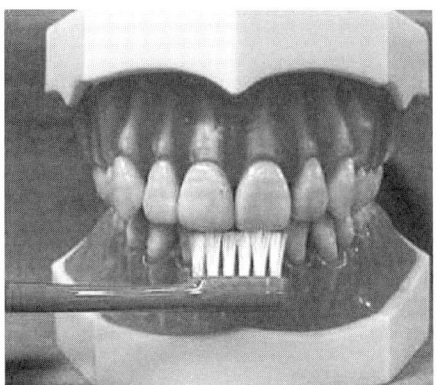

写真6-16　よく使用する歯ブラシの大きさ

　するような動きのない場合，舌苔と呼ばれる細菌塊（カンジダなど真菌も含まれる）が非常に付着しやすいです．それには軟毛・超軟毛の歯ブラシや舌・粘膜専用のブラシを使用します（写真6-18）．

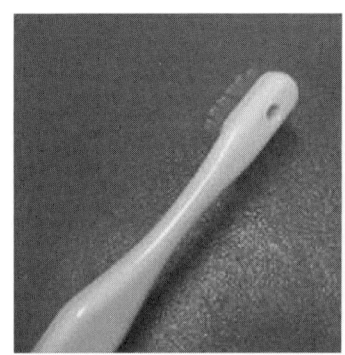

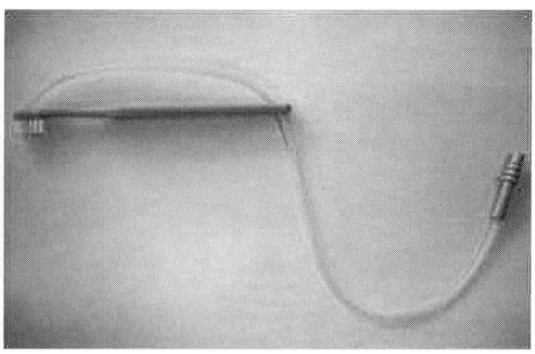

写真6-17　歯ブラシのヘッドに穴が開いたものに8Frチューブを通した歯ブラシ

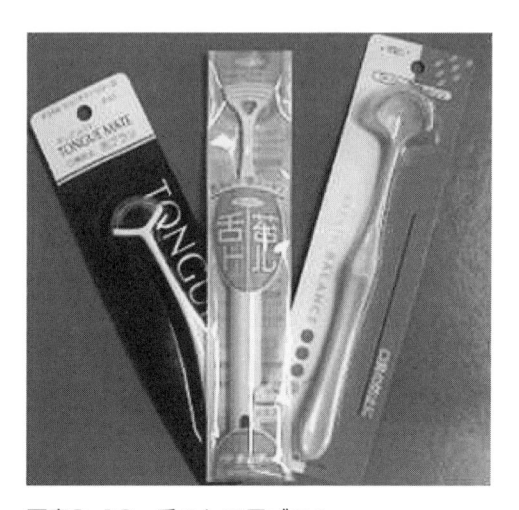

写真6-18　舌のケア用ブラシ

3) 非経口摂取で口の動きが少ない，あるいはほぼない場合

　このような場合，唾液が循環せず上顎前歯部や口蓋部が非常に乾燥しやすいです．自発的な動きがなくとも他律的に動かすことで刺激唾液が分泌しますので，乾燥の著しいケースでは上唇や上顎歯肉を中心にこまめに口腔内をマッサージするように触るとよいでしょう．保湿剤も適宜使用しています（写真6-19，写真6-20）．

　また，前述したような特有の口蓋形態であれば経口摂取を一切していなくても，喀痰や粘液が付着し乾燥したものがこびりついていることがあり，そこに到達できる清掃具が必要です（写真6-21）．

4. 歯科診療上の留意点について

　多くのCPでは，姿勢・運動のコントロールが困難であり，身体的な不安定さ・心理的な不安によって過緊張や伸展反射や緊張性迷路反射といった反射を誘発します．身体の安定が心の安定を生み，また心の安定が体の安定を生みます．歯科の診療台に身体がフィットしきらないことも多いので，枕やクッションやバスタオルなどを利用

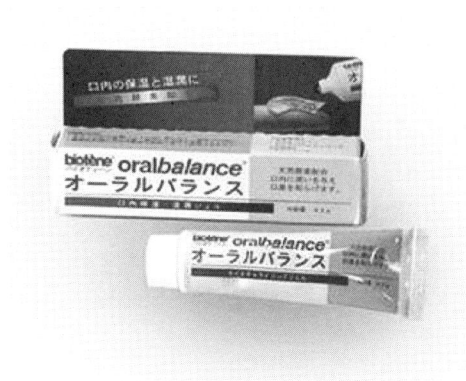

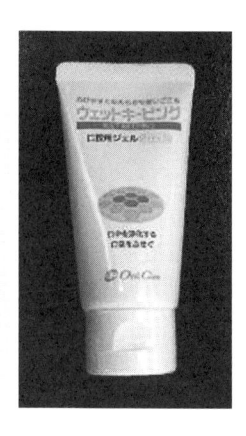

写真6-19　各種保湿剤

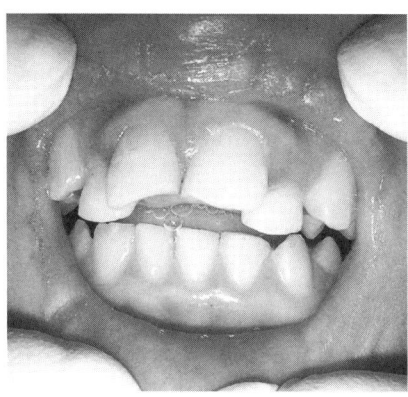

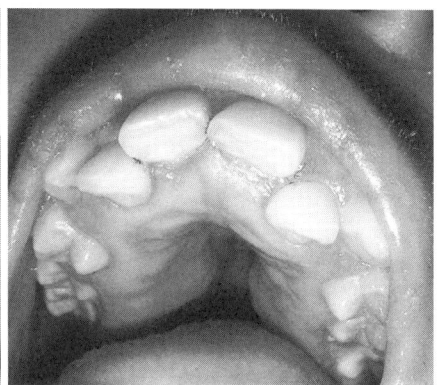

写真6-20　上顎前歯部の乾燥と特有の口蓋形態

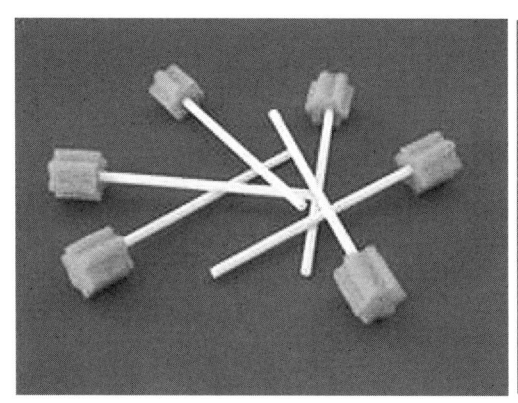

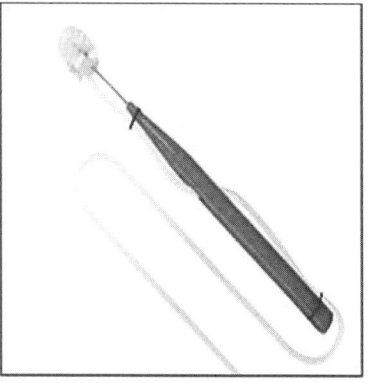

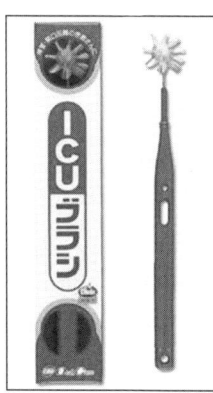

写真6-21　さまざまな口腔清掃具

して，各人の身体が安定するようにします．頸部と膝関節部の屈曲位を確保し，反射抑制にも努めます（写真6-22）．また，不随意に頭部が動いたり，過度に開口してしまうことも多く，術者・介助者による頭部の保持・固定も安定した歯科処置に欠かせ

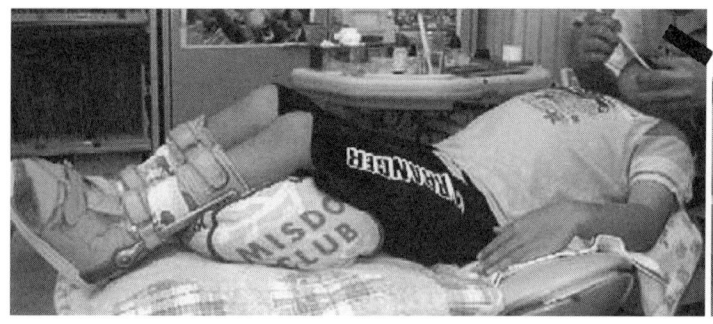

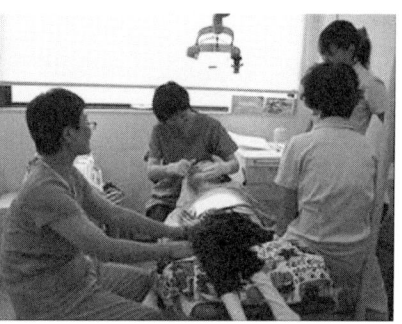

写真6-22 診療台上での姿勢

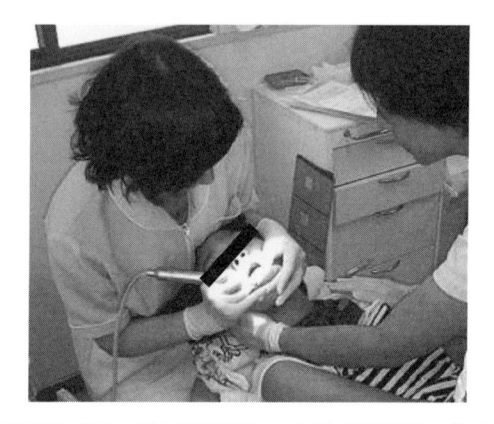

写真6-23 術者は下顎を，介助者が頚部を保持

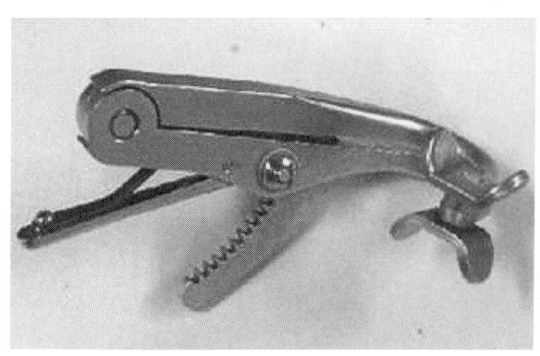

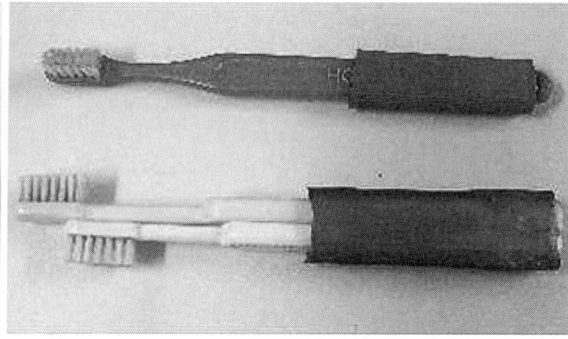

写真6-24 開口補助具

ません（写真6-23）．
　CP特有の咬反射や開口困難・開口保持困難は歯科診療を非常に難しくします．器具の破損のないよう，挿入の仕方に留意し，開口保持困難の場合は開口補助具を使用します．開口補助具を咬むことで筋緊張が高まり，呼吸が抑制されることも多く，限られた時間で迅速に処置を行うことが必要です（写真6-24）．

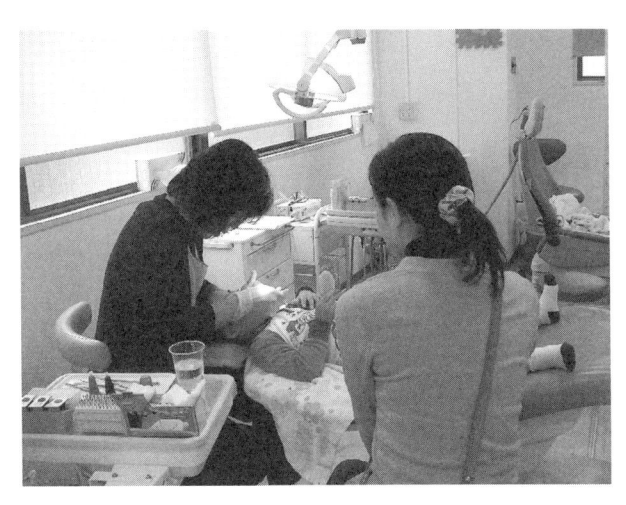

写真6-25　基本的な診療ポジション

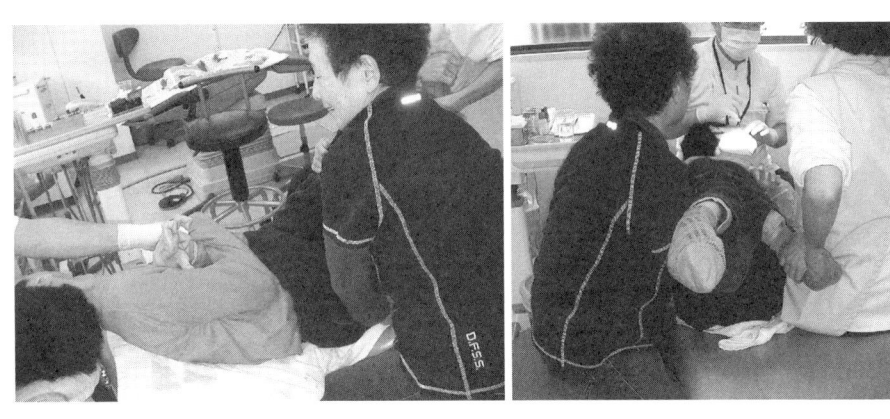

写真6-26　母親が下肢を支えて動きをコントロールしている様子

　心の安定には保護者の存在も重要です．このため歯科診療中は基本的に保護者に同伴・同室していただきます（写真6-25）．保護者に確認をとりながら安定した姿勢を設定し，お子さんの傍らに居ていただくことでお子さんは心理的に安心でき，過緊張や反射を抑制することがある程度可能です（写真6-26）．
　てんかんを合併している場合，事前の問診によって発作の頻度や手足や体幹・眼などがどのような動きになるのかといったことを事前に把握しますが，実際非常にそれとわかりにくい発作もありますので，発作時に保護者に「これが発作である」と教えていただくことも重要です．重度障害であれば，生活反応が少ないため微細な変化を保護者とともにモニタリングすべきで，もちろんモニターを装着するといったことも大切ですが，呼吸状態の変化を主とした「いつもと違う」ことが真っ先にわかるのはもっとも身近な療育者であり，その「目」が必要なことは言うまでもありません（写真6-27）．

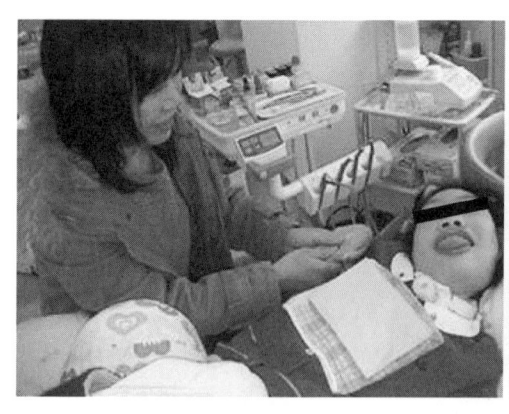

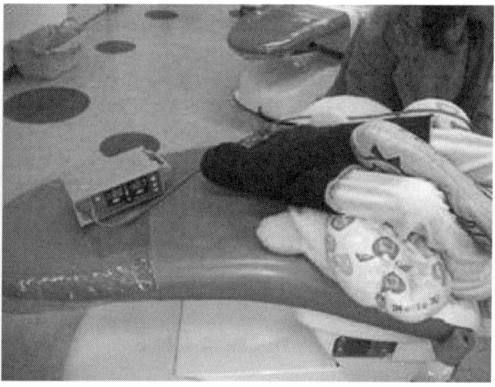

写真6-27　機器によるモニタリングと母親の目によるモニタリング

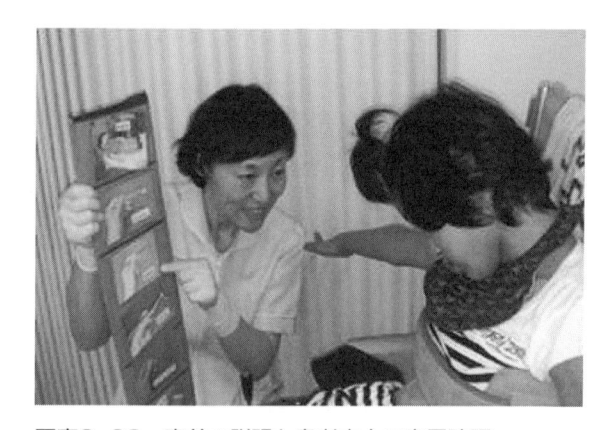

写真6-28　事前の説明と患者本人の意思確認

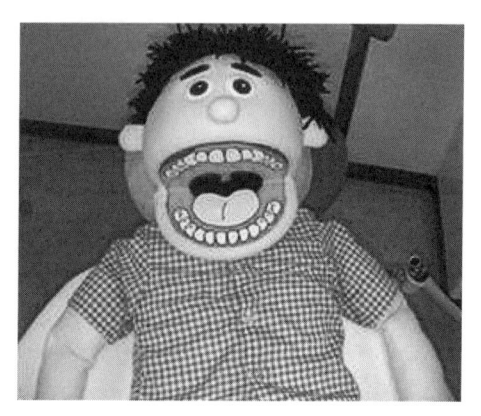

写真6-29　診療導入に用いる人形

5．大切にしていること

　　安全で安心できる歯科診療には患者本人・保護者との信頼関係の構築が欠かせないと考えています．理解力のある方の場合は，「何をどうやって行うのか」を説明すると同時に相手の意思を汲み取るために，写真や絵など視覚的なツールを使用することがあります（写真6-28～写真6-30）．

　　また，わかりづらい発話表現や，瞬き・少しの指の動きといった意思表示を保護者に翻訳してもらうことで，コミュニケーションがとりやすくなりお子さんをより適確に知ることができます．そういったことの積み重ねと，ご本人の成長発達により，できなかったことや苦手だったことができるようになってゆく場面に，日常診療の中，たくさん遭遇します．

　　注水の機会が多い歯科処置ですが，水量のコントロールと吸引を的確に行うなど，安全確保とお子さん・保護者両者の不安を軽減することに留意します．とくに注水下の歯石除去や歯の切削の折には随所で「もう少し続けても大丈夫ですか？」と保護者に確認をとりつつ進めてゆきます．

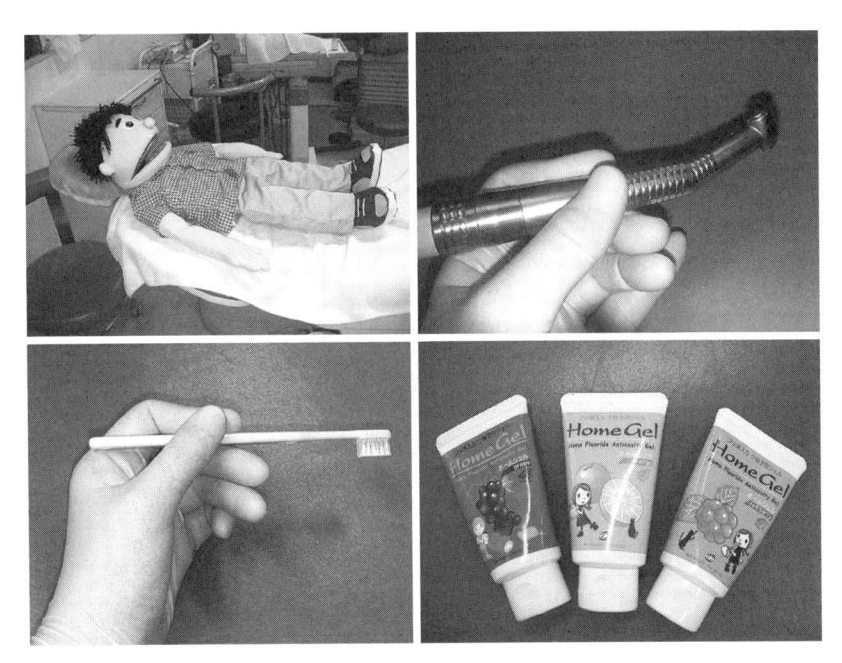

写真6-30　診療の説明に用いるカード

　著者が携わるのは，口腔という狭い領域ではありますが，各人にとって必要な口腔の健康・歯科医療と，生活を成長発達を，サポートできる歯科でありたいと思っています．

[中村由貴子]

[参考文献]
1) 高井経之ほか：経管栄養児・者における歯科疾患のリスクに関する研究：第1報　歯科疾患罹患状況について．小児歯誌，37: 671-676, 1999.
2) 近藤悦子：Muscle Wins!の矯正歯科臨床．医歯薬出版，pp. 2-7, 2007.

7章 麻酔科

1. 麻酔科が注意するポイント

　　CP児の障害の程度は軽度から重度障害まであり，QOLからみても臥床状態の人から独歩が可能な人までと，生理的予備力に大きな差があります．手術や処置のために麻酔をする場合，症例ごとに配慮すべき点が異なり病態が多彩なため，その麻酔リスクも幅があります．脳性麻痺では，同年齢の健常児と比較すると麻酔の影響を受けやすく，安全な麻酔のためには病歴の把握は重要で，胎児期から出生時の状況を含め詳細に知っておかなければなりません（表7-1）．麻酔とは，このような複雑な術前状態の患児を麻酔した時の独特の生体反応を予測しながら行う医療なので，何段構えもの対応策を持って臨まなければなりません．たとえば，麻酔中は体温調節能が低下しますが，CPではとくにその傾向が強いので，手術室温の調整や温水マット，温風ブランケットなど手術環境にも配慮します（図7-1）．

2. 麻酔薬に対する反応の特徴

　　CP児に共通の特徴として，手術に最適な麻酔深度を維持するのに必要な全身麻酔薬の必要量が同年齢健常児に比し少ないことは常に留意すべきで，健常児と同じ麻酔をすると，覚醒遅延や術後合併症の原因ともなります．すなわち，通常は安全に使用される吸入麻酔薬（セボフルランなど）でも，CPでは血圧低下や徐脈を招くことがあります．また，麻薬性鎮痛薬（フェンタニルやレミフェンタニル）は，鎮静効果が残存しやすく，麻酔終了後も覚醒遅延や自発呼吸出現が遅れることがあり，挿管チューブの抜管後も注意が必要です（図7-2）．対応策として麻薬や鎮静薬の拮抗薬を常備し，その使い方にも精通しておかなければなりません．

　　同時に使用する筋弛緩薬は，脳性麻痺児の大半は体形が小さく筋量が少ないので，減量して投与します．局所麻酔薬もとくに作用延長は認めませんが，薬物中毒を避けるため量の調節は必要です．

3. 術前準備と麻酔前投薬

　　小児期に複数回の手術を経験した児には，手術に対する恐怖感や医療行為への不信感の強い場合があり，精神面で愛護的な配慮が必要です．それには，ホスピタル・プ

表7-1 脳性麻痺に特徴的な術前状態とチェックポイント

<身体的特徴>
低体重（著しい低体重もある）	摂食不良	脱水
低蛋白	肥満	喉頭軟化症，上気道狭窄
嚥下障害	胃・食道逆流	慢性便秘
体温調節不良	慢性肺疾患・換気障害	脊椎の側弯等変形
関節拘縮・変形・脱臼	筋萎縮	けいれん
精神発達遅滞，多動	視覚障害	聴覚障害
発語，構音障害	CT，MRI，脳波異常	

<麻酔科的注意点>
小顎	顔面・頭頸部の奇形	頸椎，脊椎異常
胸郭異常	投薬状況（抗けいれん薬，向精神薬）	
低肺換気・呼吸予備力低下（拘束性呼吸障害，閉塞性呼吸障害）		

<既往歴>
（超）低体重出生児	出生時低アプガースコア	脳室周囲白質軟化症
頻回の誤嚥性肺炎	食道裂孔ヘルニア	経管栄養，胃ろう栄養
新生児期の長期人工呼吸	慢性呼吸障害	人工呼吸や呼吸補助
在宅酸素療法	水頭症	二分脊椎
先天奇形，染色体異常	筋疾患	代謝異常

<手術歴（麻酔歴）>
整形外科（四肢の手術，脊椎の手術）		胃ろう造設
胃噴門形成術	気管切開	喉頭離断術
脳室腹腔シャントおよび類似手術		先天性心疾患手術
他の先天性疾患への手術歴（消化管，泌尿器，口腔外科，感覚器：眼科，耳鼻科）		

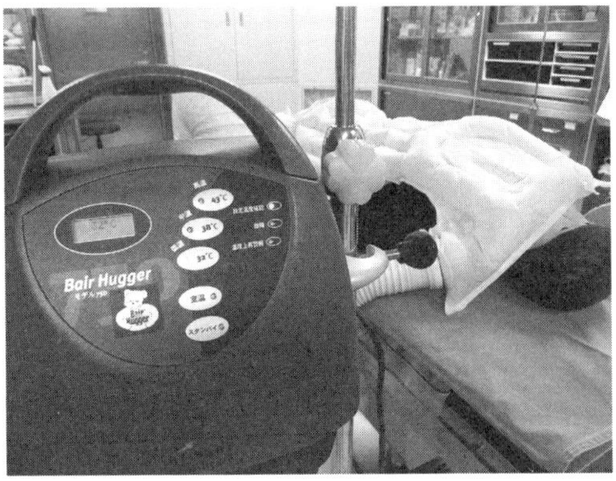

図7-1 温風ブランケット（Arizant Health-care社製Bair Hugger）
ブランケットには小児用などの種類がある．

レイ・スペシャリスト（HPS）による術前のプレパレーションも有効です（図7-3）．また，輸液路確保が必要な症例では，あらかじめ穿刺部位への局所麻酔テープ貼付などの配慮もします．

　麻酔前投薬は，手術という未知の体験をできるだけ普段の生活と変わらない感覚で受けられるように手術前に投与しますが，効果発現が早くかつ確実な鎮静効果を得な

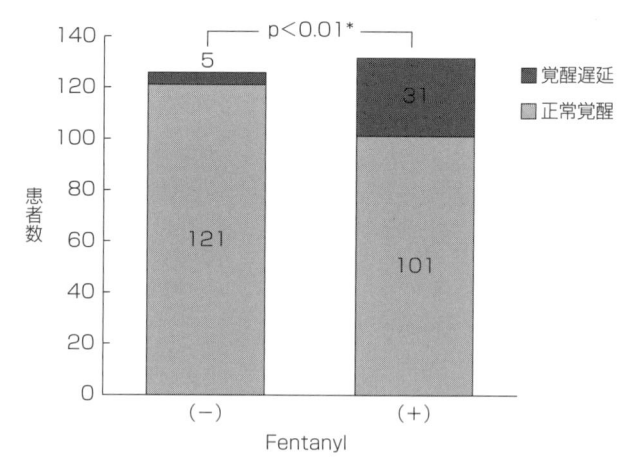

図7-2 麻薬（フェンタニル）による麻酔覚醒遅延効果
脳性麻痺では，麻酔薬・麻薬の効果が強くなる．少量（2μ/kg以下）のフェンタニルでも覚醒遅延効果が見られる．

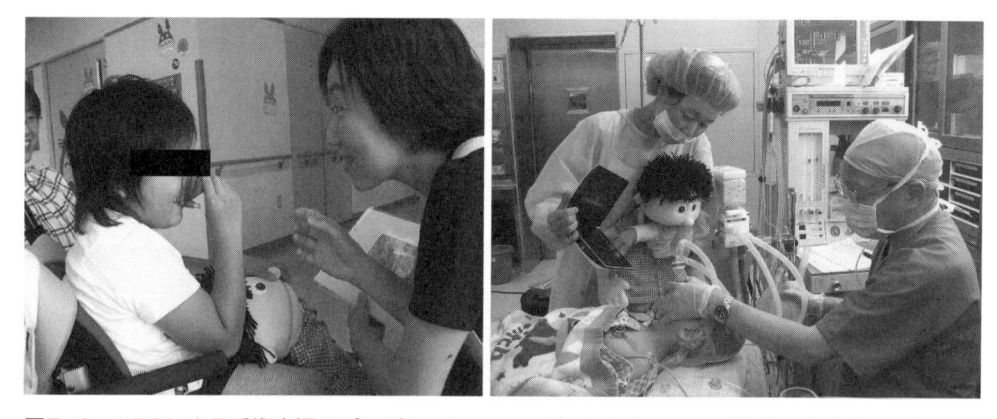

図7-3 HPSによる手術患児のプレパレーション，デストラクション（術前と麻酔導入時）

ければなりません．この点で経口薬のミダゾラムがもっとも適しています．ここでも投与量は健常児より少なめとし，上気道狭窄症状があるときは投与しません．

術前絶食指示は誤嚥を防ぐために厳密に行います．低栄養や脱水が目立つ場合は術前から輸液を開始します．気道分泌物の多い症例では，数日前から加湿吸入，喀痰排出をうながしておきます．自閉症や多動障害などでは，恐怖心を除き麻酔導入を円滑にするために，向精神薬の処方も考えます（表7-2）．

4. 全身麻酔管理

全身麻酔は導入期，維持期，覚醒期に分けられ，すべてを通して麻酔をされている生体が，意識のある時と変わらない恒常性を保てるように全身管理を行うのが麻酔科の仕事です．とくにCPでは，生理機能予備力の少なさや，循環維持の不安定さが特

表7-2 術前準備のタイミング

	タイミング	準備内容
術前患者説明	前日までに	HPS*によるプレパレーション，デストラクション，手術室ツアーなど
経口摂取と経管栄養・胃ろう栄養	前夜22時まで	午前0時には終了するように
水分投与**	術前2時間まで	茶，水，イオン水
常用薬投与	術前2時間まで	抗けいれん薬，抗アレルギー薬など
術前用精神薬	術前2時間	リスパダール®など
鎮痛用テープ貼付	術前2時間	ペンレス®，EMLAクリーム®
麻酔前投薬	術前30分	ミダゾラム（シロップ），注腸
手術室入室		HPSとともに入室

*HPS：ホスピタル・プレイ・スペシャリスト
**摂食障害などで脱水症状が顕著な場合は，術前6〜4時間前から輸液

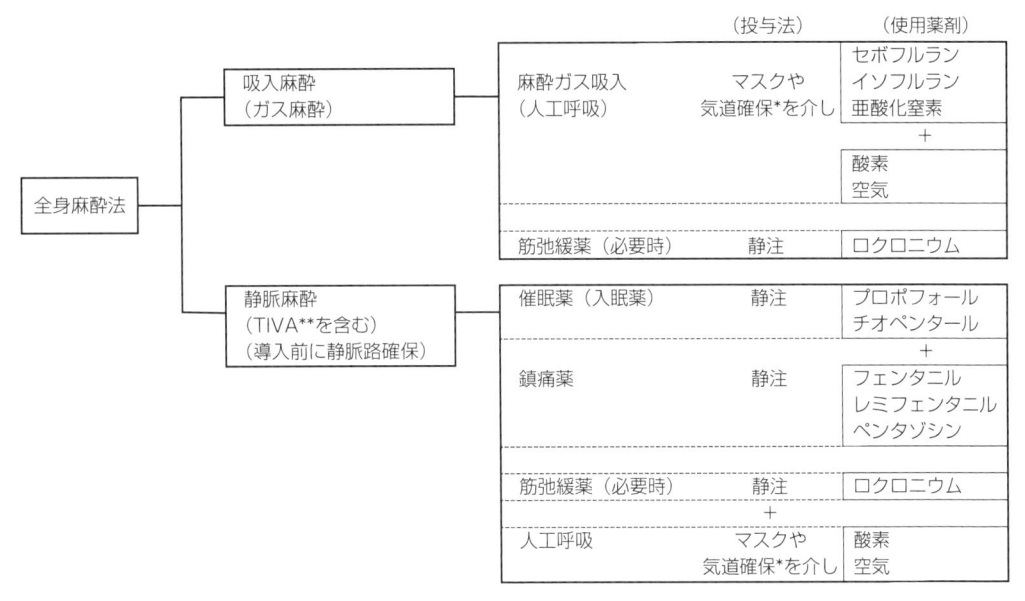

図7-4 全身麻酔法
*気道確保法には，気管挿管またはLMAなど声門上気道確保用具を使用する．
**TIVA：完全静脈麻酔法で，麻酔薬は静脈路から投与する薬剤のみ．

徴なので，それを治療しながら円滑な手術の進行を維持しています．

　まず導入に当たっては，HPSや看護師によるデストラクションの助けを得て，恐怖感のない状態で意識を消失，無痛状態を生み出します（図7-3）．

　全身麻酔には，吸入麻酔法（ガス麻酔）と静脈麻酔法があり（図7-4），吸入麻酔は気化麻酔薬（セボフルランなど）のマスク吸入で開始し，静脈麻酔は催眠薬（プロポフォールなど）をあらかじめ確保された静脈路から投与することで始めます．患児の入眠とともに自発呼吸は消退するので，人工呼吸とし気道確保をします．

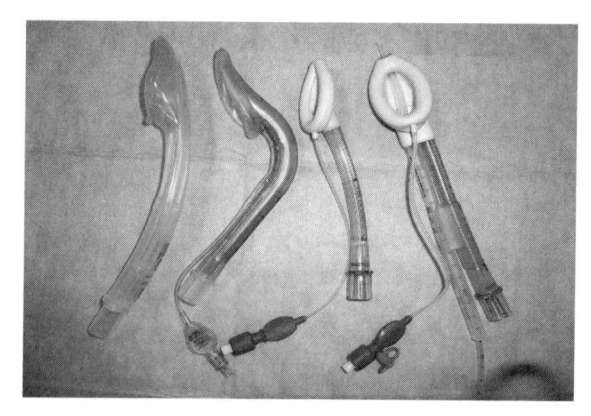

図7-5 ラリンゲルマスク
声門上気道確保具の一種．ProSeal型は胃管挿入が可能．
左から，I-gel, LMA Supreme, LMA Classic, LMA ProSeal.

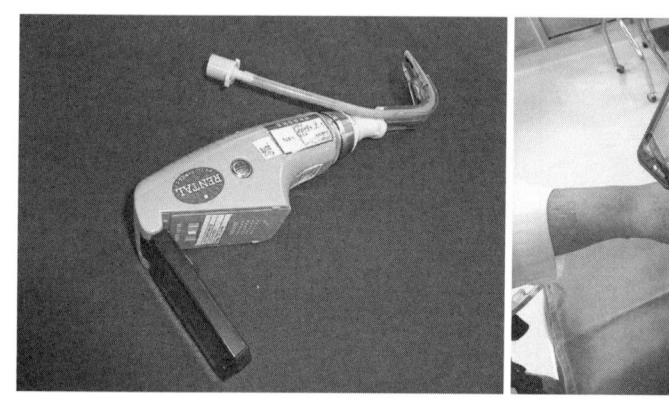

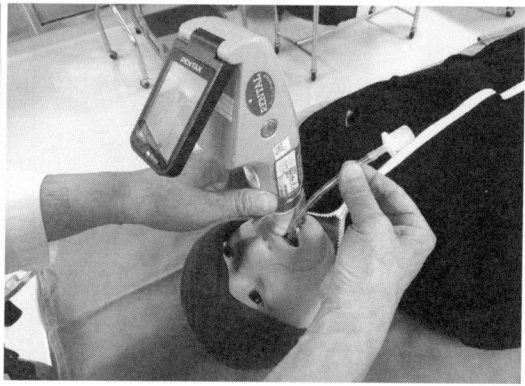

図7-6 ビデオ喉頭鏡（HOYA社製エアウエイ・スコープ）
手前の画面で喉頭を確認し，鏡視下に気管挿管する．

　気道確保は，通常は気管挿管またはラリンゲルマスク（LMA，声門上気道確保器具（SGA）の一種）の挿入により行います．脳性麻痺には気管挿管が困難な症例がまぎれていることがあり，挿管困難対策としてLMAやビデオ喉頭鏡（CCDカメラと液晶画面を利用）が有用です（図7-5，図7-6）．

　静脈麻酔は，完全静脈麻酔（TIVA）を行っています．これは鎮痛薬の麻薬（レミフェンタニル）と催眠薬（プロポフォール）とを，輸液ラインから精密持続投与する方法です（図7-7）．この方法は，酸素と空気の混合気のみで人工呼吸を行っているので麻酔深度モニターが必要で，モニターは脳波を測定し，脳波から導かれたBIS値（bispectral index score）により深度を判定しています．ちなみに，CP児は麻酔が効きやすく，BIS値は深麻酔域を示すことが多いです（図7-8）．

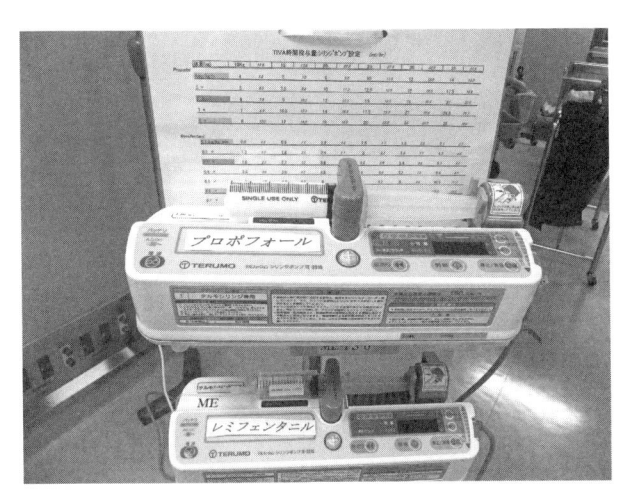

図7-7 TIVAの準備
　TIVAは，催眠薬（プロポフォール）と鎮痛薬（レミフェンタニル）をシリンジポンプで，麻酔深度を監視しながら事前に計算したノモグラムで精密微量注入する．

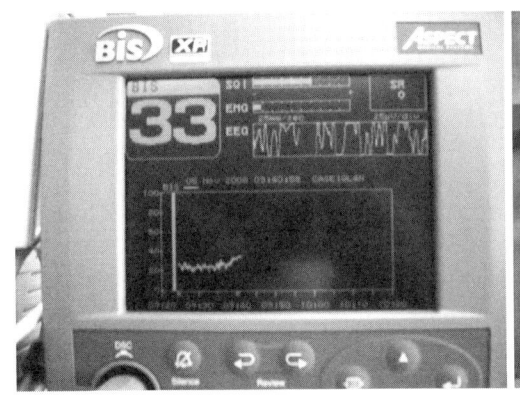

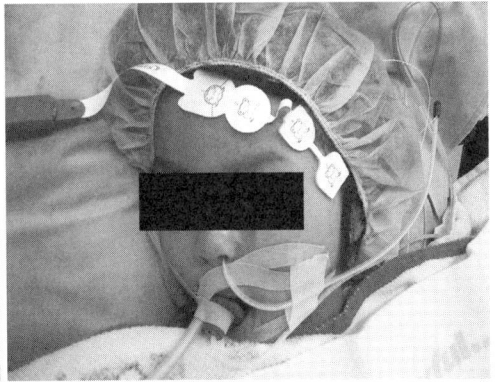

図7-8 麻酔深度脳波モニター（BISモニター）
　BISモニター本体（左）と前額部に貼付する脳波用電極（右）．
　脳性麻痺では，通常麻酔濃度でも深麻酔域（BIS値40以下）となることがある（本例は33）．

5. 術後疼痛管理

　術後疼痛は，とくにCP児では，痛みの表現が十分にできないので看過される恐れがあります．しかし術後痛が原因で，興奮や思わぬ合併症をまねくことがあるので，何らかの対策は必須です．

　最近，作用時間が10時間以上の長時間作用性局所麻酔薬（ロピバカインなど）が臨床使用できるようになり，これを上手に組み合わせることで疼痛管理は飛躍的に改善されました．この局所麻酔薬を神経ブロックや局所浸潤麻酔に使用し，術中の麻酔薬と組み合わせることにより，質のよい術後鎮痛が得られています．

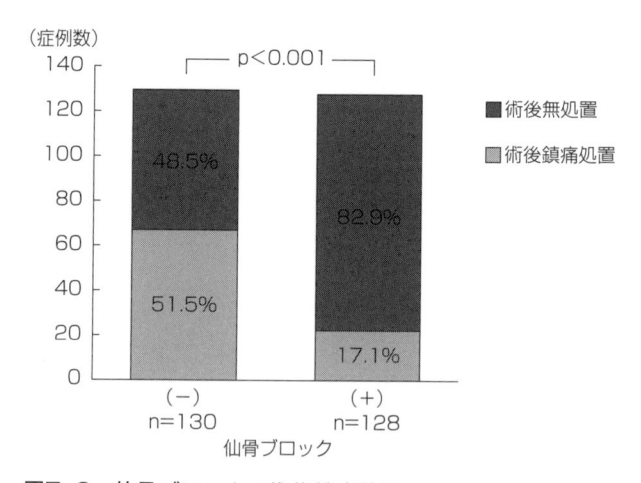

図7-9 仙骨ブロックの術後鎮痛効果
術後当日, 補助的鎮痛剤が約8割で不要だった.

　小児では神経ブロックは全身麻酔導入後に行います. 整形外科の下肢手術では仙骨硬膜外ブロックが, 小児外科の腹部消化管手術では, 腹横筋板ブロック (TAP block) と傍臍ブロックの併用が適しています. なお, CP児の多くは腹筋の発達が不十分で腹壁が薄いので, 誤穿刺防止のために腹壁のブロックは超音波ガイド下でいます. 図7-9は, 整形外科における仙骨ブロックの術後鎮痛効果の一例です.

[北村　征治]

[参考文献]
1) Wongprasartsuk P and Stevens J: Cerebral palsy and anaesthesia. Paediatr Anaesth, 12: 296-303, 2002.
2) Nolan J et al.: Anaesthesia and pain management in cerebral palsy. Anaesthesia, 55: 32-41, 2000.

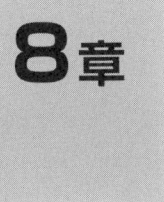

8章 リハビリテーション看護の実際

1. 心身障害児・者看護

　看護は観察から始まります．自分の眼で確認し，相手の訴えに耳を傾け，行動することでケアが始まります．しかし，障害児・者は自分で訴えることができません．看護する側の思い込みの行動は，時に迷惑であり，不快な思いを与えてしまう恐れがあります．言動・行動で表現できない部分を汲み取り，相手の思いに寄り添うことで相手を知り，家族を知ることが障害児・者看護にもっとも重要です．

2. 栄養摂取方法

　一般に，年齢を重ねるにつれて経口からの食事が，のどに引っかかり（むせる），咳き込み（誤嚥）が生じやすくなります．しかし，重症心身障害児・者は年齢に関係なく，異常反射や緊張・精神的興奮などにより，摂食機能にさまざまな問題を抱えています．障害が重くなればなるほど，胃・食道逆流症の合併症も多いようです．必要な栄養維持の方法には，経口摂取と経管・胃（腸）ろうによる注入法などがあります．摂取動作・機能低下や吐気・嘔吐を繰り返す患者さんにとって経口摂取は苦痛であり，QOLをもとに対象者個々の状態で本人に一番適した栄養維持が選択されます（図8-1）．

(1) 経口摂取：看護師が行う誤嚥予防のための食事介助のポイント
1) ポジショニング（姿勢のコントロール）
　車椅子等の座位姿勢では，頭の位置（傾き），頚部の異常緊張（前屈・後屈）（図8-2），両上肢（引き込み），肩の位置（挙上）など，異常な姿勢を正しくポジショニングするよう試みます．異常な緊張は誤嚥や，スプーンの噛み込みの危険が増します．筋肉をほぐすことで緊張が和らぐ場合が多いようです．経口摂取で一番注意することは，誤嚥の予防です（写真8-1）．
2) 嚥下の確認
　嚥下の確認は，肉眼的に喉頭隆起（のどぼとけ）が上下する動きを確認します．必要であれば，食事途中に「あーっ」と発声を促し，誤嚥がないことを確認します．空嚥下できるレベルであれば，時々空嚥下を促すことも必要です．

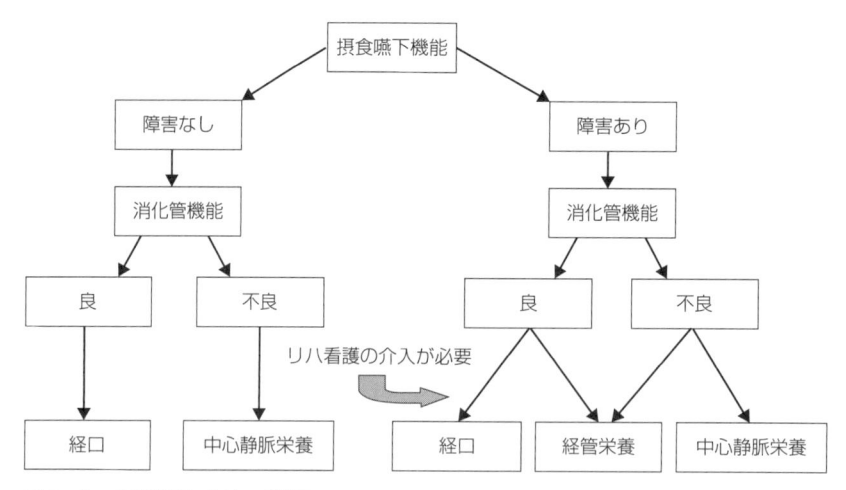

図8-1　栄養摂取方法の選択

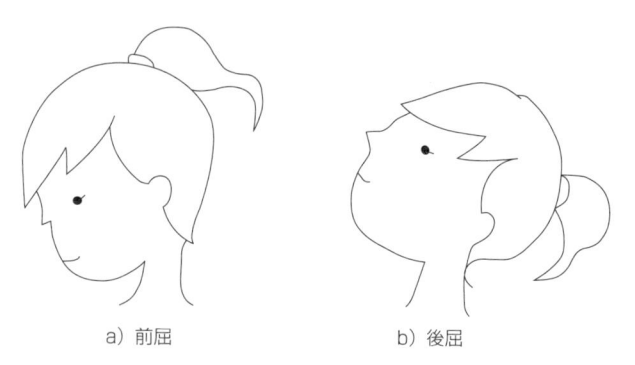

図8-2　食事介助時の頭の傾き
　a）極端な前屈姿勢では下顎が開きにくい．
　b）後屈では気管が開きやすく，誤嚥のリスクが高い．

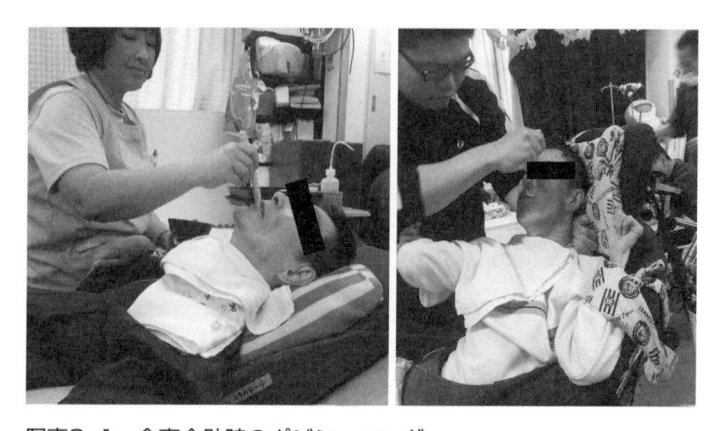

写真8-1　食事介助時のポジショニング
　左）臥床状態で，枕・クッションを利用し，頸部の中間位を保った食事介助の様子．
　右）車椅子乗車で緊張をゆるめた姿勢での食事介助の様子．

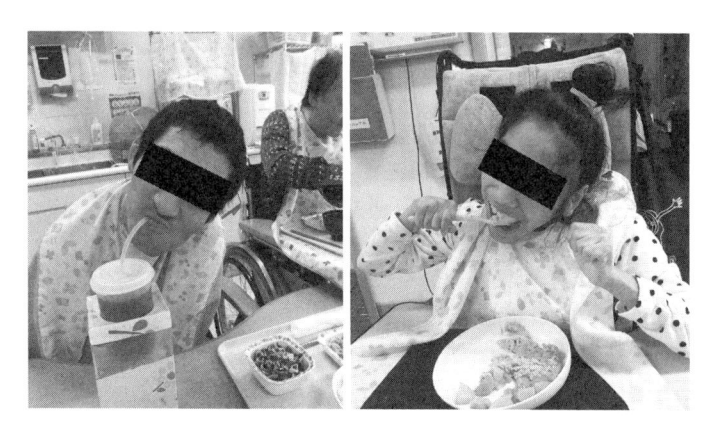

写真8-2　自力摂取のためのポジショニングと自助具の工夫

3) 食事の取り方の工夫

一口量の違いでも，嚥下の起こりやすさ・起こりにくさがあります．食事の形態（ぱらぱら・サラサラ・ねっとり状態）も重要な要素です．食道の入行部に食物残渣が多くなりがちなので，食材と交互に水分（お茶ゼリーなど）を摂取してもらうこともあります．

4) 緊張への対応

緊張の強い場合，スプーン等の噛み込みに注意します．介助するタイミングには，お互いの馴れも重要です．

5) 自助具の提供

障害の程度にあった自助具の提供を行います．自力摂取は生活の質を高め，意欲の向上や自信につながります（写真8-2）．

(2) 注入食

経口摂取が困難となると，栄養不良や誤嚥による肺炎を起こす可能性が高まります．また，必要エネルギーの摂取低下は，感染への抵抗が弱まり日中活動に影響します．それらの予防に注入食が選択され，経鼻による経管栄養と，胃（腸）ろうなどによる注入法があります．

1) 経管栄養の注意点

①栄養注入時は必ず胃内のチューブの先端位置を確認します．注入前吸引で胃内容物の確認や栄養チューブより少量のairを送り，泡沫音を確認します．呼吸状態によっては注入食の刺激でゼロゼロ，ゼコゼコや咳き込みが増強する場合があります．そのため注入直後しばらくは呼吸の観察が必要です．

②注入中のポジショニングは本人の運動機能，全身状態に合わせ，車椅子座位や側臥位などで注入することもあります．ベッド上仰臥位では，逆流による嘔吐を予測しギャッジアップを行います．

③注入前の異常な腹部膨満の有無に注意し，必要時air抜きが必要なこともあります．

④注入速度は，下痢・吐気・嘔吐・腹満感・腹痛・冷汗・頻脈に注意しながら速度を

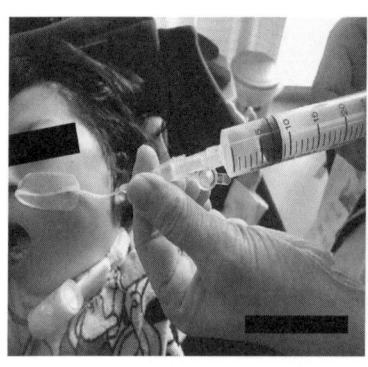

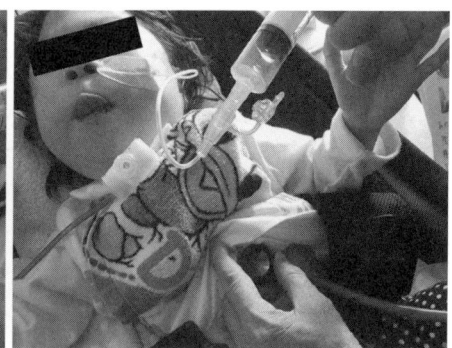

写真8-3 チューブの先端位置確認
左）胃内容物の吸引.
右）少量のairを送り泡沫音を確認する.

調整します．1時間に100mLが上限とされていますが，時間200mL程度の早さでも問題がないことを経験しています．

⑤専用の経管栄養チューブは，定期的に交換の必要があります．チューブ挿入の技術不足は，本人の苦痛や緊張を高め，さらに挿入しにくくなる場合もあります．その場合は，時間を置くことや実施者を変えるなどが効果的です．

2) 栄養チューブの挿入時から挿入後のポイント
①仰臥位姿勢をとり，できるだけリラックスする場所や時間帯を考慮します．
②頭の位置は，気管が開き過ぎない，食道が狭くならない位置に介助者は軽く固定します（経験から枕なしの，正面を向いた仰向け姿勢）．
③チューブ挿入を行う時間帯が，胃内に注入食が溜まっている時間帯では，咳き込みで嘔吐する可能性があり挿入の時間帯を考慮します．
④咳嗽反射が弱いと，異常に気付きにくいことになります．咽喉頭の途中にとぐろを巻き，のどにチューブが停滞している可能性もあります（この状態でも，確認の泡沫音が聞こえることもあるので注意）．
⑤一般に挿入の長さは，身長の1/4にプラス5cmが鼻孔から噴門までと，さらに噴門から胃内まで（3〜10cm）押し進めます．または，鼻翼から耳介前部＋鼻翼から胸骨下端（みぞおち）までの直線距離とされています．体格によりさまざまであり，挿入の長さを計りやすい方法で決めます．
⑥先端位置の確認は，胃の内容物の吸引，または，チューブより少量のairを入れて泡沫音の確認を行います（写真8-3）．
⑦チューブ先端の位置確認は複数人で確認するほうが安全です．

3) 栄養チューブの固定ポイント
①固定テープによる皮膚トラブルの予防（毎日の固定テープの張り替え）や，挿入の長さが変わらないような対策が必要で，挿入長さにマジック等で印を入れておき指定通りの長さが挿入されているかをチェックします．
②体外に出ているチューブは，体動時や介助時に無意識に引っ掛けたり，違和感による自己抜去が予測されるため，その対策も必要です（写真8-4）．

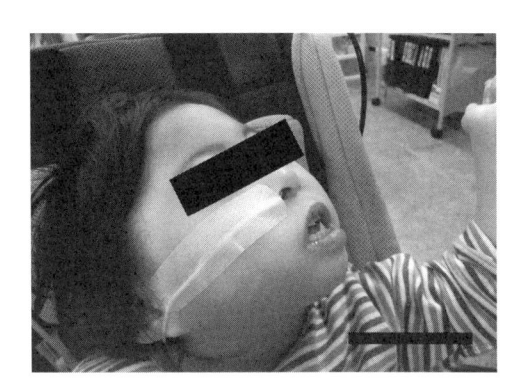

写真8-4 テープ固定の一例

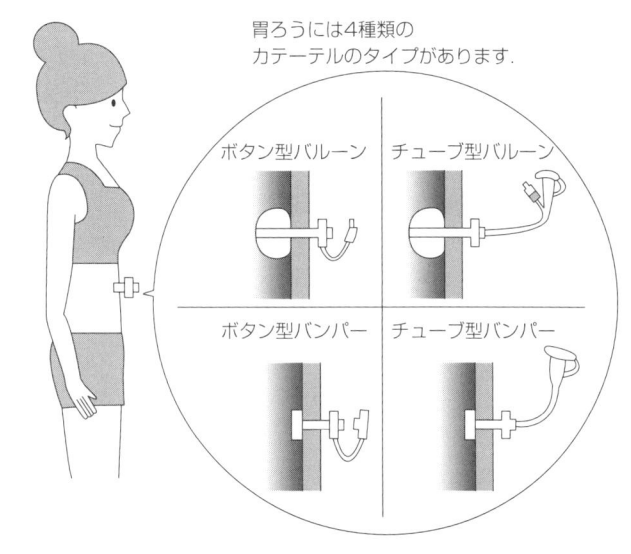

図8-3 胃ろうカテーテルの種類

③挿入後の交換の目安は，メーカーによる材質や汚染状況，チューブ本体の劣化等品質によって2〜4週間ごとから数カ月の交換とさまざまです．時に溶解しきれなかった内服薬でも閉塞することがあり，溶けにくい薬の注入の場合は多めの水分で溶解し，シリンジ内で薬が沈殿しないように小刻みに振りながら注入するなどの工夫が必要です．

(3) 胃ろう

胃ろうカテーテルの種類にはチューブタイプ，ボタンタイプがあり，さらにバルーン型，バンパー型に分類されます（図8-3）．

①チューブタイプは栄養チューブとの接続は簡単ですが，更衣時に引っかかりやすく，自己・事故抜去の可能性が高いようです．その対応策として，腹巻（腹帯）で全体を覆い隠すことやチューブ全体を小さくまとめテープで腹部に固定する方法があり

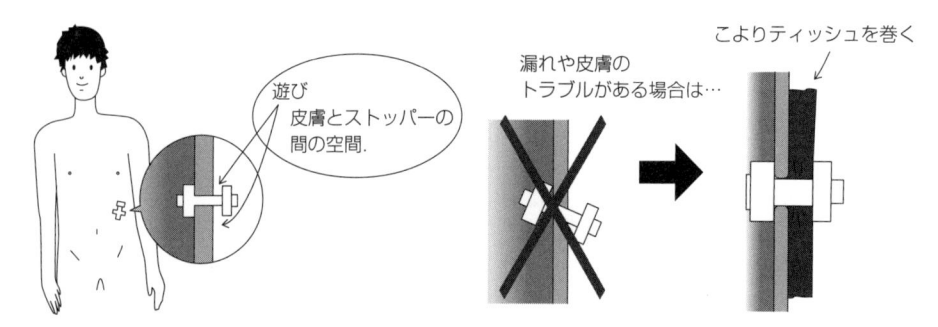

図8-4　胃ろう創縁に肉芽発生を防ぐ方法

ます．
② 挿入部の縁（胃ろう創縁）はカテーテルの刺激でビランや不良肉芽を起こす可能性もあります．1日1回胃ろうカテーテルをつまんで1～2周回転させて肉芽発生を予防します．挿入部を紙縒り（こより）ティッシュで巻くと効果的です（図8-4）．
③ カテーテル固定には腹壁との適当な遊びが必要です．
④ 挿入部の皮膚がきれいな場合ガーゼ保護が不要な場合もあります．
⑤ バルーン型の固定水は自然に抜けるため，定期的なカフチェックが必要です．どちらにも欠点，利点があり，看護師は，挿入部位・周囲・注入前後の腹部状態のこまめな観察を行い，異常の早期発見が必要です．抜けた場合は時間経過で皮膚がふさがるため，できるだけ早く気づくことが大事であり，迅速な対応が必要になります．

3. 中心静脈栄養

　中心静脈栄養法は，経口でも経管でも必要栄養摂取が難しくなった時，選択される栄養補給法のひとつです．特殊なカテーテルを血管内に挿入し留置する方法です．選ばれる血管は鎖骨下静脈が一般的で，先端は心臓に近い上大静脈に固定されます．
　挿入部位よりカテーテルの一部（栄養点滴に接続するチューブ）が体外へ出ているものと，チューブ類がまったく出ていない皮下埋め込み式（ポート付）の2種類があります（図8-5）．接続部位が外に出ているものは栄養点滴との接続が簡単で痛みがありません．しかし，刺入部や接続部位を常に清潔にしておく必要があり，定期的なガーゼ交換や入浴時前後は挿入部やチューブの保護が毎回必要となります．埋め込み式は，針を抜いた状態では身体の外に出ている部分がなく，特別な清潔動作は不要です．しかし，外から見えないポートに穿刺する必要があるため，その都度痛みを伴います．ポートの耐久性の目安は，22G針で約2,000回といわれています．どちらも，薬剤等注入後は血栓およびカテーテル内閉塞を予防するため，使用毎100U/mLのヘパリン加生理食塩水を注入し，カテーテル内に充填させておく必要があります．長期に渡りカテーテルを使用しない場合，少なくとも2週間に1回はヘパリン生食でフラッシュし閉塞を予防します．輸液の投与方法には24時間連続投与する場合や，夜間か昼間のどちらかを選択する間歇投与があり，ライフスタイルや病状で選択できます．

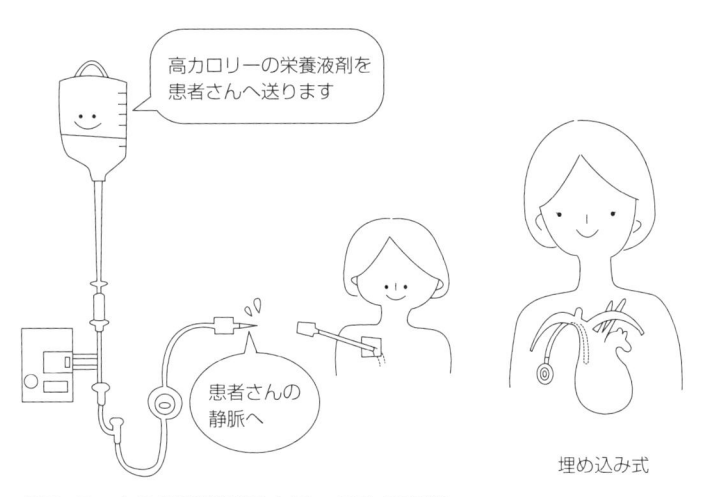

図8-5　中心静脈栄養のカテーテルの種類

(1) 観察ポイント
①カテーテルに起因する感染症などに注意します（急に上昇する高熱は要注意）．
②自然滴下で注入スピードが一定にリズムよく滴下しない場合は閉塞を疑います．
③刺入部周辺の皮下気腫，腫脹，発赤や気胸，刺入部の出血に注意します．
④不整脈など全身状態の観察を行います．
⑤カテーテル内に異物・空気が入っていないか確認をします．
⑥輸液中は接続部の外れがないか確認します．

4．排泄

　重症心身障害児・者の便秘は，けいれん発作を誘発します．薬の副作用・運動不足・排泄姿勢・消化機能自体等の問題により便秘を訴える方は多いようです．排便コントロールのために緩下剤を服用しても，調整が難しく，3～4日ごとに浣腸で排便をコントロールしています．トイレで排泄が可能な方は，起床時，毎食前後，おやつ後，寝る前などタイミングよくトイレ誘導を行い，便秘の予防に努めることも必要です．

5．更衣

　更衣することで，日中の生活リズムを整える目的があります．必要であれば着脱しやすく改造した服を用います．変形や拘縮，可動域制限には伸縮性のある素材が適しています．かぶりタイプと羽織るタイプでは，羽織るタイプの方が着脱しやすいようです．とくにかぶるタイプは，気切カニューレに引っかかりやすく，抜けてしまわないように注意します．また，重症児はさまざまな理由から易骨折性であり，更衣中やおむつ交換時の骨折予防に十分に配慮する必要があります．

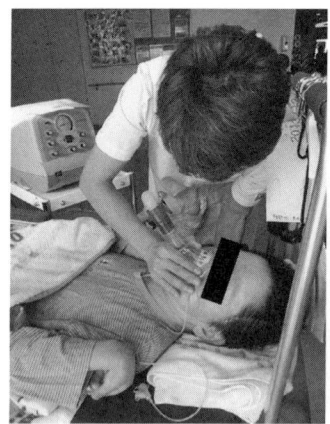

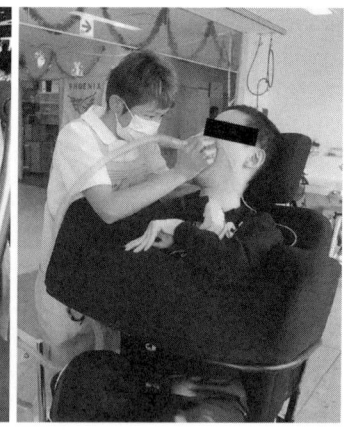

写真8-5 カフアシスト（咳嗽を誘発させ気道内の痰を上気道まで引き出し気道内のクリアランスを図る）
仰臥位および車椅子座位でカフアシストを実施している様子．

6. 睡眠

　睡眠不足は体調不良となり，けいれん等を誘発させる原因にもなります．午睡の有無や量に関係し，日中の刺激（覚醒）が必要です．また，昼間にしっかり日光の光を浴びさせることや夜間の照明，室温，物音など環境調整が大切です．低体温は，エネルギー代謝の低下を起こし，生態リズム（睡眠）を乱します．寝返りなど体動が激しい人，また立ち上がれるレベルの方にはベッドより床面（布団）のほうが安全です．部屋の壁や流し台の出っ張りをクッションでカバーし，体動による外傷を予防するなどの環境調整が必要です．

7. 吸引

　吸引は，鼻腔，口腔，気管内から行います．鼻，口に自然と溜まる分泌物（鼻汁・よだれ）などを吸引し，気管内から咳嗽や繊毛運動によって，カニューレ内まで上がってきた分泌物や痰を吸引します．痰は気管内カニューレ先端付近にたまりやすく，適宜吸引して除去しないと換気不全や，カニューレの閉塞の原因になります．最近では，非侵襲的に排痰補助を促す（咳嗽の補助を行う）カフアシストで，気管内奥に溜まった痰を引き出し気道内のクリアランスを図る処置も行っています（写真8-5）．

(1) 鼻腔・口腔吸引で気をつけるポイント
　吸引チューブの挿入は，キーゼルバッハを傷つけないように注意します．鼻入り口から鼻底部の方向は，顔面とは垂直に近いようです．鼻や口からの吸引は，嘔吐や咳反射を誘発しやすく，できるだけ静かに，ゆっくり，愛護的にチューブを挿入します．抵抗を感じたら無理に進めず，常に粘膜損傷を避ける意識が必要です．

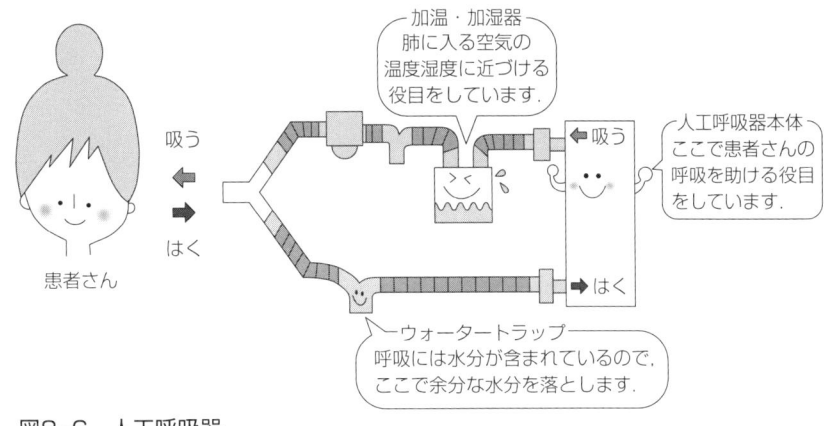

図8-6　人工呼吸器

(2) 気管内吸引で気をつけるポイント
①感染対策のため，気管内吸引は清潔動作で行います．
②吸引時間は，10秒以内とし，挿入時間からは，15秒以内とされます．
③最大吸引圧は20kPa（150mmhg）までです．
④挿入の長さは，気管カニューレの長さ＋1cmまでとするほうが，気管分岐部粘膜の損傷が予防できます．
⑤呼吸障害が強い方の気管内吸引は吸引中の経皮的動脈血酸素飽和度（SpO_2）を測定しながら吸引する方が安全です．

8. 呼吸器

　自力では呼吸できず調節呼吸が必要な方，また，自発呼吸では換気が不十分で補助呼吸が必要である方にとって，生命維持に呼吸器が欠かせません（図8-6）．気管チューブを介して人工呼吸を行う方法と，口や鼻を覆うマスクを介して行う人工呼吸を行う方法（NPPV）があります（写真8-6）．最近では，理学療法を伴った治療用人工呼吸器（IPV）や陽・陰圧体外式人工呼吸器（RTX）などがあります（写真8-7）．

(1) 観察ポイント
①電源確保：機械の種類によって一定時間のバッテリーが搭載されているものの，コンセントの抜けや，バッテリー充電切れに注意が必要です．
②呼吸器回路の異常の確認を行います（リーク，接続ミス，フィルターの異常など）．
③指示どおりの設定数値であるか，定期的に設定値・実測値を測定します．
④アラーム設定：機種やメーカーの違いによってアラームの音色が違うので，機種それぞれのアラーム対処法を知っておく必要があります．

(2) 看護ポイント
①呼吸回路の蛇管の重さによる気管孔への負担，カニューレの抜けに注意します．

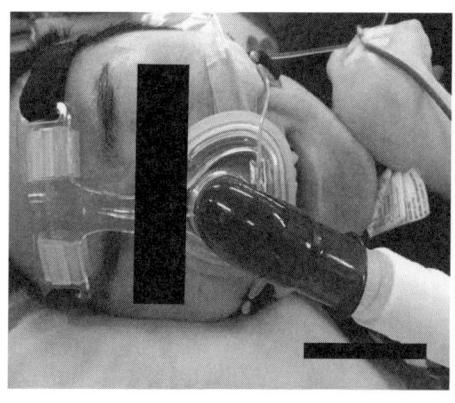

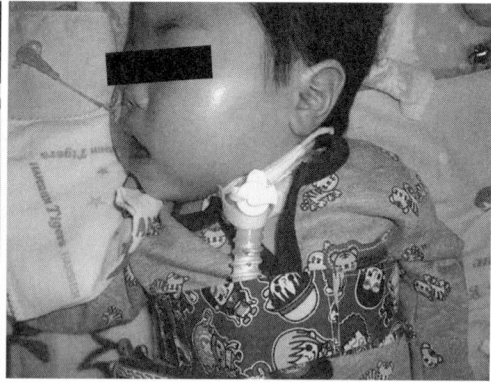

写真8-6　人工呼吸
　左）気管切開を伴わない人工呼吸（NPPV）．
　右）気管切開を伴った人工呼吸．

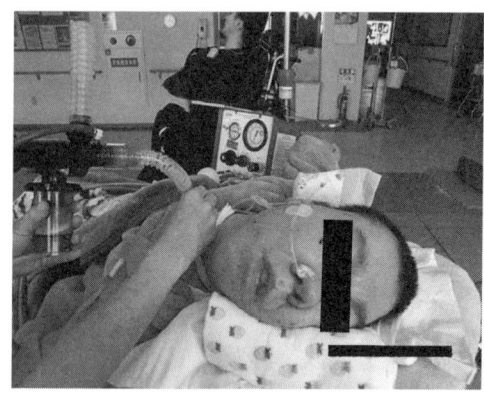

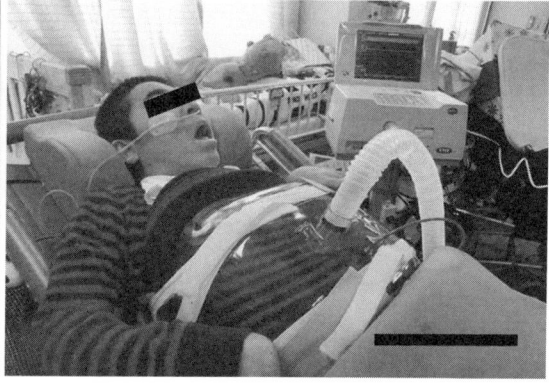

写真8-7　理学療法を伴った治療用人工呼吸器（IPV）（左）と陽・陰圧体外式人工呼吸器（RTX）（右）

　②呼吸回路の屈曲，狭窄，回路内の水の貯留による蛇管閉塞に注意します．
　③ウォータートラップの水たまり量，位置に注意します．

9. 気管切開

　誤嚥性肺炎を繰り返す，多い痰をうまく出せずつまりやすい，気道の器質的・機能的問題，胸郭運動障害により著明な呼吸障害を伴う障害者の方は，気管切開による気道確保が安全で介護者の安心度が高い場合があります．気管切開後，呼吸状態が安定した方が多くおられます．
　気管切開には，単純気管孔と永久気管孔（喉頭分離）（図8-7）があります．単純気管孔は，口腔内分泌物の垂れ込みで誤嚥する可能性がありますが，永久気管孔では，誤嚥はありません．また，永久気管孔では気管チューブが不要な状態もあります．

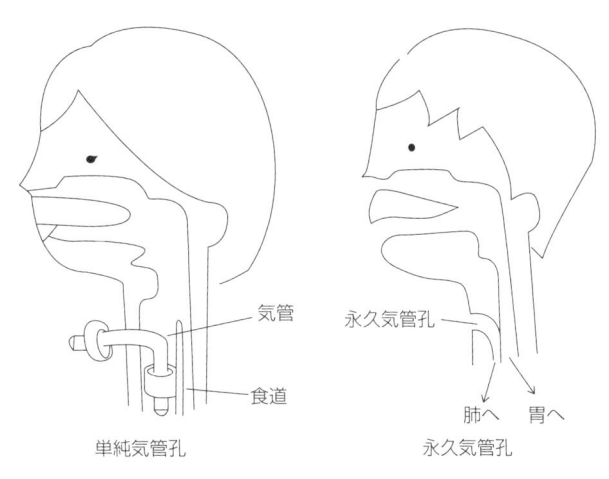

図8-7 気管切開

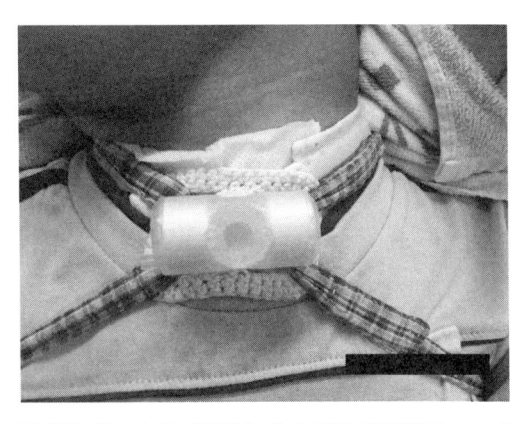

写真8-8 自己（事故）抜去予防の気管チューブの固定の一例

(1) 観察のポイント
①気管カニューレの種類や挿入の長さ，固定位置が指示通り実施されているか確認をします（頸部の反りや姿勢で容易に抜けることあり）．
②挿入部の皮膚の状態を観察します．
③呼吸が安楽に行えているか表情，姿勢などを観察します．
④加湿状況の観察を行います（気管内の異常乾燥は繊毛の働きや痰の粘度に影響し，痰の喀出が悪くなります）．医師の指示のもと，加湿温度を設定し，回路内の水滴の状況や痰の性状などを報告し，指示を仰ぎます．

(2) 介助時に気をつけるポイント
①気管カニューレの自己（または事故）抜去防止ための固定に注意します．固定ひもを工夫し，対象者の特徴に合わせ作成した固定バンドにて自己（または事故）抜去予防しています（写真8-8）．

②閉塞や（気管内異物，粘調すぎる痰など）外部からの異物による気管口の閉塞に注意します．

③気管口周囲の皮膚を清潔に保ちます．一般に固定バンドが影響し，カニューレ周辺やクビの後ろは十分に洗いにくいです．

④気管カニューレ自体に無理な力を加えないようにします．強い力が加わることで，気道の損傷が起り，腕頭動脈を損傷させる可能性があります．固定やガーゼ交換時には，複数人で介助にかかわり，安全に行います．

10. 人工肛門

腸内に溜まった便を体外に出すため，人工的に創られた排泄孔です．病状により適切な大腸が選択され，外科的手術が必要です．排泄孔周辺の皮膚に保護材を貼用し，その上から専用パウチ（便回収専用袋）を装着します．日常生活に制限はないものの，ズボンのベルトや車椅子のベルトが人工肛門に直接に当たる強い摩擦や圧迫をさけるようにします．

(1) 観察ポイント

①便の性状の観察（下痢は，皮膚と便回収専用袋の間に隙間を作りやすく，その隙間より漏れる場合があります）

②皮膚の観察（皮膚保護シートの適切な使用．皮膚保護シートにアレルギーを持つ方もあります）

③排ガス，便の漏れの有無（便の漏れで皮膚炎を起こすこともあります）

④人工肛門の状態（腫れ，出血，狭窄など観察します）

11. 膀胱・尿道留置カテーテル

膀胱内に溜まった尿を直接体外に排出させる方法です．

腹壁から膀胱にカテーテルを挿入し尿を排泄させる膀胱留置カテーテルと尿道からカテーテルを挿入し尿を排泄させる尿道留置カテーテルがあります．年齢や体格により，カテーテルサイズを選択します．尿道カテーテルのサイズが合わない場合は，尿漏れが見られます．また，強く引っ張ると抜ける場合があり，自己（または事故）抜去の予防のため，チューブを皮膚に固定する必要があります．

(1) 観察ポイント

①出血の有無

②腹部の状態

③カテーテルの閉塞（尿の性状・混濁・浮遊物）

④カテーテルに伴う痛み・違和感の有無・強弱

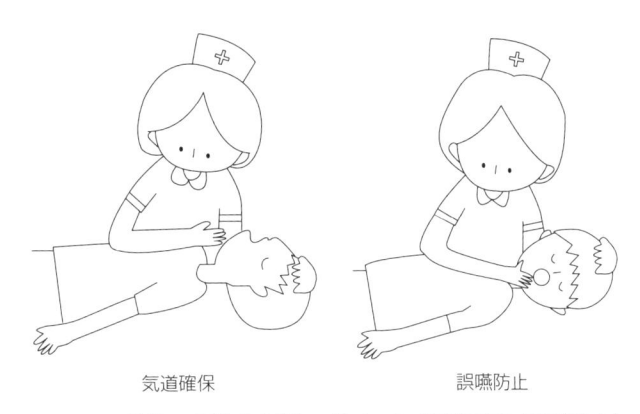

図8-8　発作の具体的対処のポイント（気道確保，誤嚥防止）

12. 褥そう

　褥そうは変形や拘縮・緊張で皮膚を床面へ強く押しつけるなどで生じます．自分では体のコントロールが難しい場合や，動けない場合，痛みや希望する体位の訴えができない場合に，また，自分からその状況を説明できないなどの問題がある場合，同一場所の長時間の圧迫を避ける援助が重要です．障害が重症になるほどそのリスクは高くなります．ポジショニングは時間経過だけでなく，障害児・者の栄養状態，可動域，環境などを踏まえ，評価・アセスメントを行い実施します．

13. てんかんの看護

　てんかん発作によるけいれんや意識消失は，心身障害児者に合併する頻度は高く，タイプは多彩です．発作に類似した動きや症状があるため，発作を見逃しやすく，わかりにくいこともあります．
　てんかん発作の誘因に，①便秘，②睡眠不足，③精神・心理的状態，④感覚刺激（光，大きなもの音，びっくりする声掛け，前触れなく触られるなど），⑤天気・温度・季節の変化，⑥過労，⑦女性の場合は生理（排卵）の周期，⑧怠薬，⑨テレビ・ゲーム，などによって誘発されることがあります．いつ，どこで，どのような時に起こるか，症状，種類，前兆の有無，持続時間，時間的推移，意識障害の有無，眼球偏や固定の有無，前回発作との間隔，服薬状況を事前情報として知っておくとアセスメントに役立ちます．とくに発作時の転倒に注意し，外傷より身を守ることが大事です．いつもと違うタイプ，長く続くけいれん（通常3〜5分以内に治まる），けいれんが止まっても意識が戻らないなど重責発作にはとくに注意します．そして，誘発されにくい環境を設定し，薬剤の内容と副作用の把握が必要です．確実な与薬を行い，個人の生活に関心を持ち，誘発原因を日常から意識し観察を行います．

（1）発作の具体的対処のポイント
①火や水，高い所など危険から遠ざけ，できるだけ平らな安全な場所へ避難します．

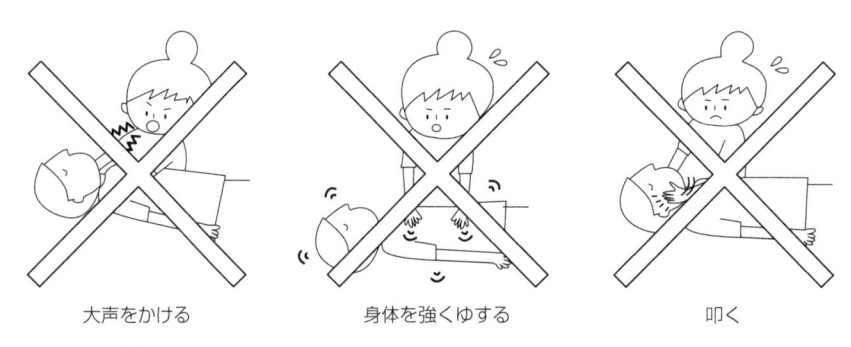

大声をかける　　身体を強くゆする　　叩く

図8-9　発作が起こった時に，してはいけないこと

②意識レベル観察．嘔吐があれば誤嚥の予防を行い，呼吸抑制があれば気道の確保を行います（図8-8）．
③衣服を緩め楽な体位を取らせ，静かな環境で安静にする環境設定を行います（図8-9）．
④けいれん重責や群発する危険性発作には血管確保を考慮します．
⑤発作による外傷予防を行います（転倒による打撲や口腔内・舌の噛み切り事故に注意）．

[杉浦　みき・香月みよ子]

[参考文献]
1）日本小児神経学会社会活動委員会，北住映二，杉本健郎編著：新版医学的ケア研修テキスト．クリエイツかもがわ，2012．
2）小川勝彦：重症心身障害児・者医療ハンドブック．三学出版，2010．

9章 在宅支援活動

1. NICUという家から帰れない子どもたち

　　近年周産期医療の進歩と同時に,全国で「NICUという家から帰れない子供たち」(女性セブン2009年10月号)というようなNICU(新生児集中治療室)長期入院児が全国でも大きな問題になっています.この問題は大阪においても同様で,新生児診療相互援助システム(NMCS)28病院内でもNICUの長期入院児が問題となり新しい入院を制限せざるを得ない状態となっています.大阪府医師会周産期医療委員会では,こうした問題の解決のために小委員会を立ち上げ,2年間この問題を多面的に検討しました.その結果「NICU長期入院者対策検討報告と緊急提言」という報告書を2009年に発刊しました.その後NMCS基幹5病院に退院コディネータの配置や府内保健所の保健師を地域コディネータとして活用など,行政・府医師会・府看護協会・大阪小児科医会・療育施設が連携協議会を立ち上げ,協働して提言に沿った解決法を探りつつあります.

2. NMCS長期入院児の減少

　　大阪全体によるこうした各機関の協働によりNICU・小児病棟の長期入院児(6カ月以上入院)は年々減少し,2007年115名から2011年43名まで減少しました(図9-1).多くの退院児は,療育施設での長期入所は不可能であり,現在ほとんど在宅移行となっています.この傾向は,全国各地でもさまざまな在宅移行の努力がなされ,同じように減少傾向となっています.

3. 重症心身障害児者の現状

　　図9-2は,大阪府圏域ごとの重症心身障害児者数です.大阪府下4,824名,大阪市2,222名,堺市870名,計7,916名です.その内,医療型障害児入所施設に入所しているのは659名(8%)に過ぎず,その内18歳未満の障害児入所の対象は95名(14%)であり,18歳以上の療養介護の対象は564名(86%)です.残り7,257名(92%)が在宅療養中であり,重症児は圧倒的に地域で在宅生活を送っています.在宅での重症心身障害児者の半数がなんらかの医療的ケアが必要であるとされています.

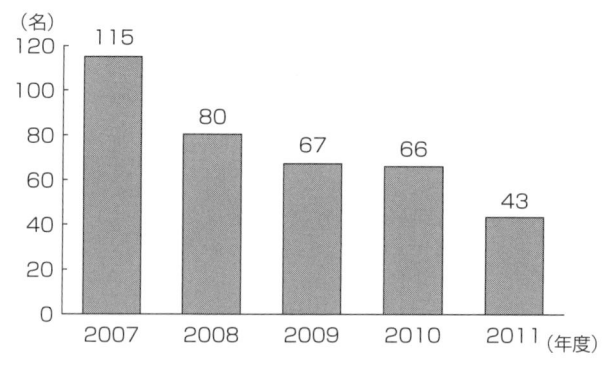

図9-1 重症長期入院児の推移
在宅への移行が増え，NICUを有する医療機関における長期入院児が減少している．
（大阪府障がい者自立支援協議会重症心身障がい児者地域ケアシステム検討部会：重症心身障がい児者地域ケアシステム検討報告書．平成25年3月，2013）

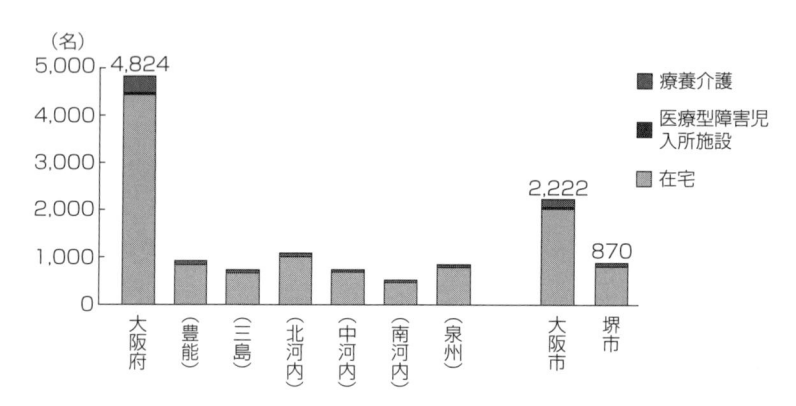

図9-2 大阪府圏域ごとの重症心身障害児者数
大阪市，堺市を含む（平成24年7月1日現在）．
（大阪府障がい者自立支援協議会重症心身障がい児者地域ケアシステム検討部会：重症心身障がい児者地域ケアシステム検討報告書．平成25年3月，2013）

4．地域での在宅生活支援の3本柱

　一方，こうした医療的ケアが必要な重症児の在宅支援体制は不十分であり，在宅生活を支援する医療・福祉の人材も資源も圧倒的に不足しているのが現状です．今後在宅支援のためには，医療の3本柱，①訪問看護・訪問リハ派遣の充実，②地域のかかりつけ医（訪問診療・往診も含む）の確保，③緊急時受入れ体制の構築，と福祉の3本柱，①ショートステイ・デイケア受入れの充実，②医療的ケア対応の居宅（訪問）介護事業所の増加，③相談支援事業所の確保，の推進が行政的にも大切な施策となります（表9-1）．

表9-1 高度医療児の在宅移行支援のためにとくに大切な三本柱（医療・福祉）

＜医療の三本柱＞
　①重症児・者に対応可能な訪問看護師・訪問リハ派遣
　②地域かかりつけ医（訪問診療・往診も含む）
　③緊急時の受け入れ体制

＜福祉の三本柱＞
　①レスパイトを含めたショートステイ・デイケア事業
　②医療的ケアに対応可能な居宅（訪問）介護事業
　③相談支援事業

表9-2 NMCS（新生児診療相互援助システム）の後方支援

●大阪のNMCSとの協働
→NICUの後方支援
→2〜3カ月当センターへ転院して療育

＜対象＞
NICUまたは小児病棟の長期入院児で
ご両親が在宅を望まれているケース

＜目的＞
①在宅移行支援
②総合リハ支援，生活支援
③ショートステイ利用準備

後方支援の実績
（2011年4月〜2013年2月）

●申し込み・問い合わせ数：23件
　利用者　　　　　　　　　　12名
　在宅移行　　　　　　　　　 9名
　在宅を経て施設に入所　　　 1名
　NMCS病院入院中　　　　　 2名
　療育支援中　　　　　　　　 1名
●紹介・問い合わせ病院
　大阪府立母子保健総合医療センター
　八尾市立病院，愛媛県立中央病院
　大阪日本赤十字病院，淀川キリスト教病院
　国立大阪医療センター，千船病院
　大阪府立急性期総合医療センター，大阪大学
　大阪市立総合医療センター，大阪市立大学
　大阪医科大学，淀川キリスト教病院小児ホスピス

5．NICU等の後方支援

　著者らの所属する大阪発達総合療育センターでは，2011年度からNMCS（新生児診療相互援助システム）28病院と協働で，NICU長期入院児の後方支援を開始しました．対象は，NICUまたは小児病棟の長期入院児で，両親が在宅を望まれている場合，当センターに2〜3カ月転院し，①在宅移行支援，②総合リハ支援，④ショートステイ利用準備を目的に多職種（医師・看護師・リハスタッフ・介護福祉士・保育士・HPL・心理士など）による総合支援を行うプログラムです．終了後再び元のNMCS病院に帰院し，そこから在宅移行を行い緊急時の対応も確保するものです．2012年2月現在，13病院から紹介を受け，これまで10名の支援を行いました．その内9名は在宅移行に成功し，1名はいったん在宅移行しましたが，家庭の事情で現在ほかの療育施設に入所となりました．また2名は元のNMCS病院で再入院し在宅移行準備中，1名は療養支援中です（表9-2）．

6．大阪発達総合療育センターでの在宅生活支援

　現在，大阪発達総合療育センターの理念は，「私たちは障がいを持つ人々が地域に

表9-3 ショートステイ（短期入所）の問題点

① 手間がかかる割に入院に対して単価が低い．
② 超重症児加算がつくが，入院に比較して点数が低い．
③ ①②の理由から，面倒な医療的ケアの必要な児の受け入れを嫌がる傾向にある．
④ 外来扱いになるため，手続きが面倒．
⑤ さまざまな病態への対応が必要なことに加え，回転が速いためトラブルの原因になる．
⑥ 病院・主治医・家族により手技のやり方が異なり，家族とのコミュニケーションが困難である．
⑦ 急変時の対応が大変である．
⑧ 急な入院などでキャンセルがでる．

（福祉系単価）
・医療型短期入所　サービスⅠ（看護体制7：1）：2,579単位，Ⅱ（看護体制10：1）：2,380単位，
　　　　　　　　Ⅲ（看護体制13：1）：1,388単位
＋超重症児加算（短期入所）：388単位
（医療系単価）
・医療管理入院　小児管理料1（小児科医20名以上）：4511点，2（小児科医9名以上）：4011点，
　　　　　　　3（小児科医5名以上）：3611点
＋超重症児加算（短期入院）：（6歳未満）800点，（6歳以上）400点

おいても安心して生活できるように総合的支援を実践いたします」です．多職種協働による重症心身障害児者の地域生活総合支援を目指しています．医療の3本柱の内，2011年度から訪問看護・訪問リハ派遣を開始，2012年には在宅療養支援病院を取得し，地域の支援診療所と連携して強化型を取り，訪問診療も徐々に開始しています．一方福祉の3本柱では，ショートステイの受入れを2006年度から開始し，現在西日本でもっとも多い登録数・利用数となっています．驚いたことにショートステイを利用しながら次子出産を経験した母親は47名となっています．2013年度から相談支援事業を登録しました．また2014年度から医療的ケア対応の居宅（訪問）介護事業所開設を予定しています．

7．ショートステイ（短期入所）について

　短期入所（ショートステイ）とは，在宅で介護している家族が，急な病気や理由により一時的に介護ができなくなったときに，短期間（原則として7日間以内，場合により延長も可能），一時的に施設に入所し，家族に代わって施設が介護サービスを行うことです．日常生活上の世話をする「短期入所生活介護」（福祉型ショートステイ）と，医療上の介護をする「短期入所療養介護」（医療型ショートステイ）があります．福祉施設におけるショートステイ事業は，たとえ超重症児を受入れたとしても医療施設と比較して経済的に不利であるだけではなく，一般入院と異なるさまざまな対応の困難さがあります（表9-3）．
　ショートステイを利用するには，次のような手続きと知識が必要です．
①手帳の取得が必要です．手帳には2種類あり，身体障害者手帳は身体障害児者が各種のサービスを受けるために必要な手帳，療育手帳は知的障害児者が各種のサービスを受けるために必要な手帳です．

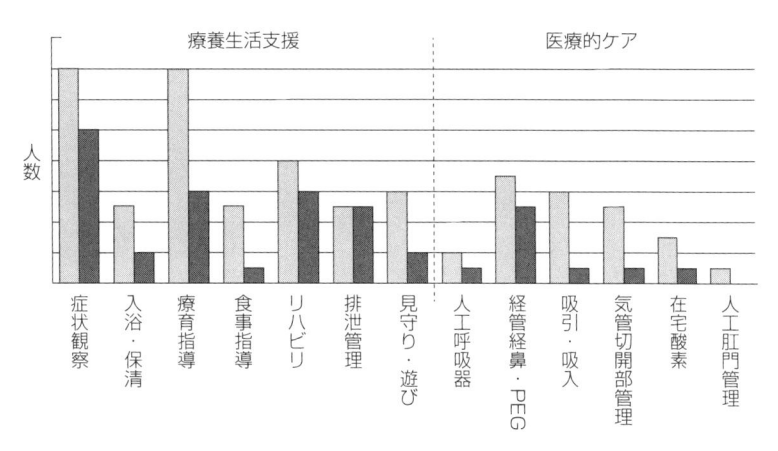

図9-3 脳性麻痺児・者の訪問看護でのサービス内容

②障害の程度により利用できるサービスが異なります．短期入所生活介護は福祉型ショートステイ，短期入所療養介護は医療型ショートステイです．
③受給者証の取得が必要です．受給者証には，受けることのできるサービス内容などが記載されており，その記載された内容に即した福祉サービスを利用できます．
④障害の程度により利用できる施設が異なります．
⑤利用時には契約が必要です．

8．訪問看護・訪問リハ

　訪問看護の特徴は，看護を提供する場が「生活の場」であり，目的は治療ではなく「生活の継続・維持」であるということです．個々の家の考え方や対応が違い，その家のルールを最優先に考慮することが大切となります．訪問看護ステーション「めぐみ」は，2010年1月に開設され，2013年10月現在の利用者数63名の疾患は脳性麻痺，染色体異常，てんかん性脳症，神経筋疾患，低酸素性脳症，その他に分類されます．対象者の年齢は半数強が小児対象です．利用者63名の医療処置を見てみると，①PEG（胃ろう），②気管切開部ケア，③人工呼吸器管理，④経鼻栄養，⑤その他在宅酸素，吸入・吸引などとなっています．「めぐみ」におけるCP児者（24名）への訪問看護でのサービス内容を図9-3に示します．おもに療養生活支援と医療的ケア支援があります．

　具体的支援として，①住環境の様子，②排泄介助の工夫，③摂食・嚥下指導，経管・経鼻栄養の管理，④入浴介助方法，⑤生活全体を支えるリハビリテーション，⑥吸引・吸入，⑦気管カニューレの交換，⑧遊びの提供，⑨見守り（在宅レスパイト）などがあります．

　とくに在宅リハビリテーションの目的は，発達促進に加え，生活のしやすさ，生活の質に目を向けることがポイントになります（写真9-1，写真9-2）．

　訪問看護においては，家庭でのさまざまな課題に対応するため，専門職としての役割が重要になってきます．例えば，高度医療的ケアに対応する認定重症心身障害看護

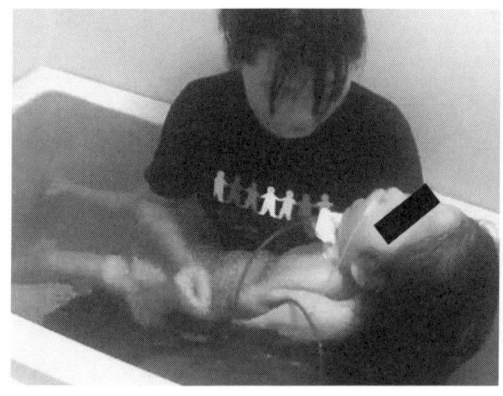

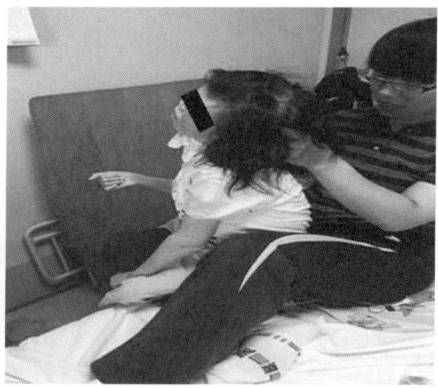

写真9-1　PT（理学療法士）による在宅でのリハビリテーション
入浴（左）およびポジショニング（右）の様子.

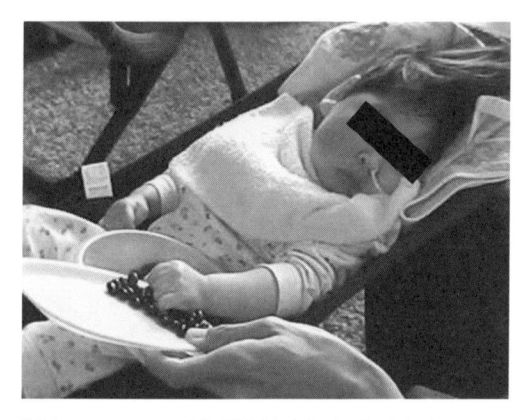

写真9-2　OT（作業療法士）による在宅でのリハビリテーション
感覚訓練の様子.

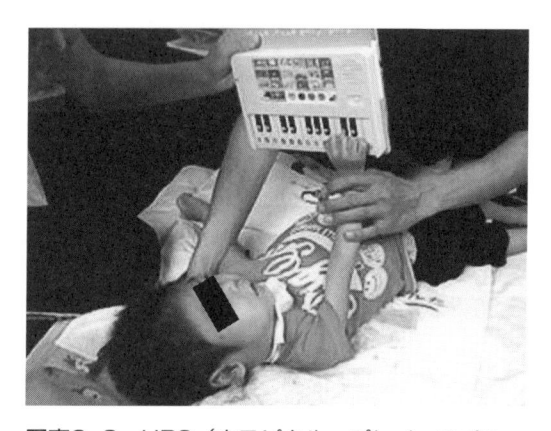

写真9-3　HPS（ホスピタル・プレイ・スペシャリスト）による遊びの提供

師（日本重症心身障害福祉協会），子どもの発達を遊びで支援するHPS（ホスピタル・プレイ・スペシャリスト）（写真9-3），経口で味わう食事を維持する援助を行う摂食・嚥下認定看護師などです．家族の思いとして，「自宅で家族と共に暮らすのが一番，障害があるからと言って特別扱いされるのではなく，できるだけお友達と触れ合い，いろいろな経験をさせてあげたい」と述べられています．こうした思いを大切にして，地域で生活する一人ひとりの障害児者をその状況に合わせてチームで支援することが訪問看護の大切な役割です．

9. 訪問診療・往診

　　　　　　重症児の在宅生活継続のためには，地域のかかりつけ医の存在は不可欠です．できれば訪問診療・往診がより望ましいですが，在宅療養支援診療所として訪問診療や24時間対応の往診ができるかかりつけ医は圧倒的に少ないのが現状です．定期的な

訪問診療の場合，在宅患者訪問診療料に加え，届け出医療機関で月2回以上の訪問診療を行ったとき，月1回在宅時医学総合管理料が算定できます．非定期な往診の場合は，患家の求めに応じて往診した時のみ往診料を算定できます．

　かかりつけ医としての仕事は，原疾患のフォローや救急時の受入れを行う基幹病院と連携しながら，予防接種や風邪などの治療，病態急変時のトリアージなどです．在宅療養支援診療所（または病院）の場合，基幹病院との話合いで，症例によっては在宅療養指導管理料を請求して医療材料の提供を行うこともあります．また家族の受容があれば，訪問看護と協力し合って終末期の家庭での看取りも行うこともあります．現在いくつかの在宅療養支援診療所（または病院）が協働して在宅支援を行う強化型が広がりつつあります．

[船戸　正久・近藤　正子・絹川　美鈴]

[参考文献]
1) 船戸正久ほか（大阪府医師会周産期医療委員会NICU長期入院者対策小委員会）：NICU長期入院者対策検討と緊急提言．大阪医学，43（2）：22-29, 2011.
2) 楠田　聡ほか：NICU長期入院児の動態調査．日児誌，117: 1103-1109, 2013.
3) 船戸正久ほか：NICUの後方支援：療育センターの新しい役割．日児誌，117: 628-632, 2013.

用語一覧

AAC（augmentative and alternative communication）：補助代替コミュニケーション
ADHD（attention deficit hyperactive disorder）：注意欠陥多動障害
ADL（activities of daily living）：日常生活動作
AVT（apical vertebral translation）：頂椎の偏移
Baker：腓腹筋筋膜延長術
CP（cerebral palsy）：脳性麻痺
CPAP（continuous positive airway pressure）：持続陽圧呼吸療法
CT（computed tomography）：コンピュータ断層撮影
DSB（dynamic spinal brace）：動的脊柱装具
ECMO（extracorporeal membrane oxygenation）：体外式膜型人工肺
Epi（epilepsy）：てんかん
ETA（elongation of tendo achilles または elongation of achilles tendon）：アキレス腱延長術
FMS（functional movement scale）：機能的動作スケール
GMFCS（gross motor function classification system）：粗大運動能力分類システム
HIE（hypoxic ischemic encephalopathy）：低酸素性虚血性脳症
HPS（hospital play specialist）：ホスピタル・プレイ・スペシャリスト
IPV（intrapulmonary percussive ventilator）：肺内パーカッションベンチレーター
IVH（intraventricular hemorrhage）：脳室内出血
LD（learning disabilities）：学習障害
LMA（laryngeal mask airway）：ラリンジアルマスク
MAC（mechanical assisted coughing）：器械的排痰補助
MI-E（mechanical in-exsufflator）：排痰補助装置
MR（mental retardation）：知的障害
MRI（magnetic resonance imaging）：核磁気共鳴画像法
MSW（medical social worker）：医療ソーシャルワーカー
NICU（neonatal intensive care unit）：新生児特定集中治療室
NMCS（neonatal mutual cooperative system）：新生児診療相互援助システム
NPPV（noninvasive positive pressure ventilation）：非侵襲的陽圧換気療法
PCW（posture control walker）：姿勢制御歩行器
PDD（pervasive developmental disorders）：広汎性発達障害
PO（pelvic obliquity）：骨盤傾斜
PVL（periventricular leukomalacia）：脳室周囲白質軟化症
ROM（range of motion）：関節可動域
RTX レスピレーター（respiratory therapy external respirator）：陽・陰圧体外式人工呼吸器
SGA（subjective global assessment）：主観的包括的評価
SHB（shoe horn brace）：靴べら式短下肢装具
SLB（short leg brace）：両側支柱付き短下肢装具
SMA（spinal muscular atrophy）：脊髄性筋萎縮症
SPO_2：動脈血酸素飽和度
SRC ウォーカー（apontaneous reaction control walker）：子ども用座付歩行器
TIVA（total intravenous anesthesia）：完全静脈麻酔
TS（trunk shift）：体幹偏位
TV（tidal volume）：1回換気量
VE（video endoscopy）：嚥下内視鏡
VF（video fluorography）：嚥下造影
weeFIM：こどものための機能的自立度評価法

編集後記

　脳性麻痺のリハビリテーションハンドブックの編集が終わり感無量です．昨年10月に製作を発想し職員に呼びかけ，忙しい仕事の合間にわずか4カ月間で完成していただきました．最初にも書きましたように，一般に敬遠されがちな脳性麻痺のリハビリテーションに気軽に取り掛かることにより，その中に多くの新しい知見と医療として普遍的な真実を見出すことができ，そのうえ多くの人々に喜んでいただける本当にやりがいのある仕事だとわかってもらえることを願っています．

　本書はハンドブックであくまで取り掛かりで，それをもとに広く，深く進まれることが必要です．執筆していただいた多くの職員の方々に心から感謝いたします．最後の煩雑な原稿の取りまとめを，一人でしてくれた寺裏さんにご苦労様でした．お礼申します．文章の整理，誤字の訂正など最後の仕上げをしてくださった鈴木センター長に御礼申し上げます．出版を引き受けて頂いた市村出版の市村　近社長さんに心から御礼申し上げます．

　厳冬の寒い夜も皆様のご好意と熱意で暖かく，休むことができます．今後もご協力宜しくお願いします．

　　　2014年　2月吉日

　　　　　　　　　　　　　　　　　　　　　　　編集者代表　梶浦　一郎

索引

[あ行]

アスペルガー症候群　2
胃食道逆流　75
1回換気量　54
遺伝子異常　2
医療型障害児入所施設　107
医療型ショートステイ　110
医療的ケア　107
医療的ケア支援　111
医療的注意点　6
胃ろう　62, 111
う蝕　72
運動学習　15
運動神経　28
運動発達指標　6
永久気管孔　102
栄養管理　1
栄養所要量　58
栄養チューブ　95
嚥下障害　61
嚥下造影検査　60
嚥下内視鏡検査　61
往診　112
黄疸　1
黄疸管理　1
横断的標準成長曲線　58
嘔吐反射　38
オーラルコントロール　39

[か]

開口補助具　82
かかりつけ医　108, 112
核黄疸　1
学習障害　2
覚醒遅延　86
学童期　29, 46
仮死　1
画像診断　1, 66
カフアシスト　52
眼振　11
完全静脈麻酔　90
気管カニューレ　102

気管切開　56
気管切開部ケア　111
気管挿管　90
気管軟化症　50
危険因子　4
機能肢位　6
機能的動作スケール　15
偽発作　66
吸引チューブ　100
救急カート　11
吸入・吸引　111
吸入麻酔法　89
吸入麻酔薬　86
胸椎後弯角　16
局所浸潤麻酔　91
居宅（訪問）介護事業所　108, 110
緊急時受入れ体制　108
筋弛緩薬　86
緊張性迷路反射　80
車椅子　11
訓練用マット　11
経管栄養　62
痙縮　15
痙直型両麻痺　29
経鼻胃管　62
経鼻栄養　111
けいれん　4, 63
口蓋　72
交換輸血　1
口腔ケア　45
光線療法　1
抗てんかん薬　64
喉頭蓋　38
喉頭気管分離　57
喉頭分離　102
喉頭離断術　42
咬反射　82
広汎性発達障害　2
誤嚥　60
誤嚥性肺炎　57
股関節外転装具　67
呼吸管理　1
骨盤位分娩　4
骨盤傾斜　16
骨盤帯付外転装具　69

[さ]

サーファクタント　1
在宅移行支援　109
在宅患者訪問診療料　112
在宅酸素　111
在宅時医学総合管理料　113
在宅療養支援病院・診療所　110, 112
座位保持装置　16
酸素飽和度　54
視覚・聴覚障害　2
歯垢　74
歯周病　72
矢状面での変形　16
姿勢コントロール　5
歯石　75
歯肉炎　75
自閉症スペクトラム　2
斜視　11
周産期医療　1, 107
重症心身障害児者　107
主観的包括的評価　59
術後痛　91
術前準備　89
循環管理　1
障害児入所　107
焦点性発作　64
静脈麻酔法　89
ショートステイ　108, 110
歯列　72
歯列不正　72
神経ブロック　91
神経リハビリテーション　15
人工呼吸器管理　111
人工心肺　1
新生児診療相互援助システム　107
身体障害者手帳　110
身体像の認知形成　4
伸展反射　80
髄膜炎　2
ずり這い　11
成熟嚥下　38
生物進化　4

舌根後退　50
舌根沈下　47
摂食嚥下障害　14
摂食・嚥下認定看護師　112
セボフルラン　89
セラピスト　6
遷延性脳死　1
仙骨硬膜外ブロック　92
染色体異常　2
全身麻酔薬　86
全身麻酔法　89
喘息　50
選択的後根切断術　71
先天奇形　2
先天性感染症　2
全般発作　64
挿管困難　90
早期診断　4
早産　1
叢生　72
相談支援事業　108, 110
側弯変形　16, 32
粗大運動能力　15

[た]

体温管理　1
体温調節能　86
体幹装具　20
体幹偏位　16
代謝性疾患　2
体重支持面　30
多職種協働　110
多胎　4
短下肢装具　13, 16
短期入所　110
短期入所生活介護　110
短期入所療養介護　110
短期目標　5
端座位　32
単純気管孔　102
知的障害　2
注意欠陥多動障害　2
注視　11
長期入院児　107
長期目標　5
超重症児　1, 110
頚椎の偏移　16

超低出生体重児　1
追視　11
杖歩行　11
デイケア　108
定型的姿勢　4
低酸素性虚血性脳症　2
低ビリルビン核黄疸　2
デストラクション　89
てんかん　2, 63, 64
てんかん波　63
動的脊柱装具　20
特発性側弯症　20

[な]

二次障害　46
日常生活動作　46
乳児嚥下　38
尿道留置カテーテル　104
認定重症心身障害看護師　111
脳炎　2
脳室周囲白質軟化症　2
脳室内出血　2
脳症　2
脳性麻痺　1, 2
脳内出血　2
脳波検査　63

[は]

肺内パーカッションベンチレーター　52
バクロフェン持続的脊柱髄腔内投与　71
発達性協調運動障害　2
鼻エアウェイ　49
パラシュート反応　9
ハンドリング　5
飛行機様姿勢　9
非侵襲的陽圧換気療法　58
鼻注　62
ビデオ喉頭鏡　90
ビデオ脳波　65
ビリルビン脳症　1
福祉型ショートステイ　110
プラーク　74
プレーリーくん　20
プレパレーション　87

プローンボード　16
プロポフォール　89
膀胱留置カテーテル　104
訪問看護　108, 110, 111
訪問診療　110, 112
訪問リハビリテーション　42, 108, 110
歩行器　13
歩行機能の獲得　29
ポジショニング　42
ボストンブレース　21
ホスピタル・プレイ・スペシャリスト　86, 111
補装具　16
ボトックス治療　15
哺乳窩　38
哺乳反射　38
哺乳力不足　5

[ま]

麻酔　86
麻酔深度モニター　90
麻酔前投薬　87
麻酔薬　86
麻薬性鎮痛薬　86
未熟児　1
ミダゾラム　88
ミュータンス連鎖球菌　74
ミルウォーキー型体幹装具　21
無呼吸発作　4
むし歯　72
目と手の協調　7
モロー反射　5

[や]

養育環境　4
陽・陰圧体外式人工呼吸器　53, 101
腰椎前弯角　16
四つ這い　11

[ら]

落陽現象　11
ラリンゲルマスク　90
リハビリ処方　5

療育　　4
療育支援　　4
療育手帳　　110
療養介護　　107
療養生活支援　　111
臨床倫理　　1
レミフェンタニル　　90
ロピバカイン　　91
ロフストランドクラッチ　　18

[欧文索引]

ADL 評価　　15
apical vertebral translation　　16
AVT　　16
BIS 値　　90
BIS モニター　　91
Cobb 角　　16
Cobb 法　　16
conditioning　　71
CP　　1

CPAP 療法　　49
dynamic spinal brace　　20
ECMO　　1
floppy infant　　6
FMS　　15
GMFCS　　15, 32
HPS　　87, 111
IPV　　52
irritability　　5
LMA　　90
MAC　　52
MI-E　　52
NICU　　1, 107
NICU 長期入院児　　109
NMCS　　107, 109
noninvasive positive pressure ventilation　　58
NPPV　　58, 101
OMC ブレース　　21
OT　　112
PCW 歩行　　18

PEG　　111
pelvic obliquity　　16
PO　　16
popliteal angle　　68
PT　　112
Rett　　20
RTX レスピレータ　　53
SRC 歩行　　18
TAP block　　92
thomas test　　68
tidal volume　　54
TIVA　　90
trunk shift　　16
TS　　16
TV　　54
VE　　61
VF　　60
weeFIM　　15
wind blow　　24

脳性麻痺のリハビリテーション　実践ハンドブック
定価（本体2,600円＋税）

2014年　10月　8日　初版1刷

編集
梶浦　一郎・鈴木　恒彦

発行者
市村　近

発行所
有限会社　市村出版

〒114-0003　東京都北区豊島2-13-10
TEL 03-5902-4151
FAX 03-3919-4197
http://www.ichimura-pub.com
info@ichimura-pub.com

印刷
株式会社　杏林舎

製本
有限会社　小林製本

ISBN978-4-902109-35-1　C3047
Printed in Japan

乱丁・落丁本はお取り替えいたします.